KB266655

내장지방

내장지방

1판 1쇄 인쇄 · 2011년 3월 28일
1판 1쇄 발행 · 2011년 4월 12일

지은이 구도 가즈히코 | **감수** 박용우 | **옮긴이** 김정환
펴낸이 백운철 | **펴낸곳** 동도원
편집 유진희 이윤희 김현진
영업 마케팅 이희만

등록번호 제21-493호 | **등록일자** 1993년 10월 6일
주소 서울시 서초구 서초3동 1550-6번지 태림빌딩 6층(137-873)
전화 (02)3472-2040 | **팩스** (02)3472-2041 | **이메일** dongdowon@paran.com
ISBN 978-89-8152-114-1 13510
ⓒ도서출판 동도원 2011, Printed in Korea

• 잘못 만들어진 책은 바꾸어 드립니다.

내장 지방

구도 가즈히코 지음 | 박용우 감수 | 김정환 옮김

동도원

당뇨병과 심장병의 적, 내장지방을 잡아라!

현대인의 건강을 위협하는 적(敵)은 암과 성인병(생활습관병)이다. 그런데 고혈압, 당뇨병, 심장병 같은 성인병 인구가 해마다 늘어나는 이유가 '내장비만' 때문이란 사실을 아는 사람들은 그리 많지 않다. 내장비만은 복강 안쪽 내장 사이를 커튼 모양으로 연결하고 있는 장간막(그물막)에 내장지방이 많이 쌓인 상태를 일컫는 말이다.

지방은 우리 몸에 꼭 필요한 조직이다. 피하조직에 지방이 쌓여 있어야 체온을 유지하고 음식이 들어오지 않을 때 비축해둔 에너지를 방출하여 생존할 수 있게 해준다. 그런데 지방이 피하조직에 '얌전히' 있지 않고 다른 조직에 가서 쌓이면 문제가 발생한다.

특히 내장지방이 늘어나면 건강에 적신호가 켜진다. 혈압이 올라가고, 혈당 조절이 잘 안 되며, 콜레스테롤이나 중성지방이 증가해서 동맥경화가 촉진되는 것이다. 결국 당뇨병이나 심장병으로 이어져 평생을 이들 질병의 합병증과 싸워야 한다.

따라서 전문가들은 내장지방이 쌓이면서 배가 나오기 시작할 때부터 적극적으로 뱃살을 빼야 한다고 주장한다. 뱃살이 나오면서 혈압, 혈당, 콜레스테롤, 중성지방의 변화가 생긴 상태를 '대사증후군'이라 이름 붙여 질병으로 간주하는 것도 조기에 발견해서 합병증으로 진행되는 것을 막아보려는 고육지책이다.

뱃살이나 '내장지방'에 대해 전문가들이 심각하게 생각하는 것에 비해 일반인들의 인식은 그렇지 못하다. 뱃살을 단순히 미용상의 문제로 치부해버리는 사람들이 많다.

이 책 『내장지방』은 내장지방이 왜 몸을 망가뜨려 대사증후군과 당뇨병, 심장병으로 이어지는지를 재미있는 삽화를 곁들여 알기 쉽게 설명하고 있다. 허리둘레가 얼마나 늘어야 위험한지, 나는 내장지방의 위험에서 자유로운지, 내장지방을 없애려면 어떻게 해야 하는지 등 내장지방의 원인과 해법이 총망라되어 있다. 이 책을 읽다보면 비만이 만병의 근원이란 표현은 바로 내장지방에서 비롯되었다는 사실을 깨닫게 된다.

모쪼록 이 책이 내장지방에 대해 경각심을 일깨워 주어 단순히 예전에 입던 옷을 다시 입기 위해 뱃살을 빼는 것이 아니라 지금보다 더 건강해지고 성인병에서 더 멀어지기 위해 뱃살을 빼겠다는 인식의 전환이 이루어지기를 바라마지 않는다.

2011년 3월

신사동 진료실에서 박 용 우

건강한 생활을 위해 '내장지방'의 위험성을 바로 알자!

최근 몇 년 사이에 비만 관련 연구가 급속도로 진행되면서 새로운 사실들이 속속들이 밝혀졌다. 그런 최신 연구 성과를 바탕으로 현대 의학에서 내린 결론은 '내장지방이야말로 모든 병의 근원'이라는 것이다. 이것은 결코 과장이 아니다. 내장지방형 비만이야말로 중대한 생활습관병을 일으키는 원흉이자 생명을 위협하는 존재이다.

비만 연구가 밝혀낸 또 하나의 사실은 대사증후군(내장지방증후군이라고도 한다)의 무서움이다. 대사증후군은 내장지방에 고지혈증, 고혈압, 고혈당 같은 위험 인자가 둘 이상 중복해서 발병된 상태를 일컬으며, 그 위험성은 심장병이나 뇌졸중처럼 목숨을 잃을 수 있게 하는 질병을 유발시킬 확률을 30배 이상 높일 정도다. 게다가 더욱 무서운 점은 각 위험 인자의 상태가 굳이 치료할 필요가 없을 만큼 가볍다고 해도 그 위험성은 마찬가지라는 것이다.

그러나 그저 두려워하기만 해서는 아무런 의미가 없다. 의지만 있다면 내장지방형 비만과 대사증후군 모두를 확실히 예방하고 개선할 수 있다. 그러자면 관련 기본 지식과 구체적인 퇴치법을 확실히 파악하는 것이 중요하다.

이 책에서는 최신 자료를 바탕으로 내장지방의 축적 메커니즘과 대사증후군의 위험성을 알기 쉽게 자세히 설명하고 일상생활에서 바로 실천할 수 있는 구체적인 예방 및 개선 방법을 소개한다. 이 책을 통해 한 명이라도 더 많은 사람이 내장지방과 대사증후군을 물리치고 진정으로 건강하게 생활하기를 바란다.

구도 가즈히코

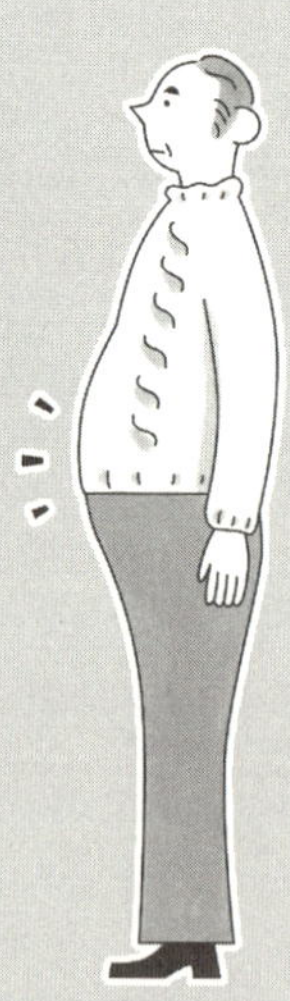

제3장 '내장 지방'을 식사로 치료한다

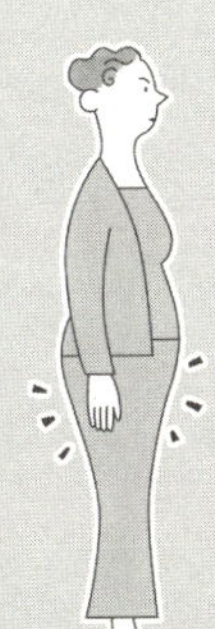

제4장 '내장지방'을 운동으로 줄인다

제5장 '내장지방'을 생활습관으로 퇴치한다!

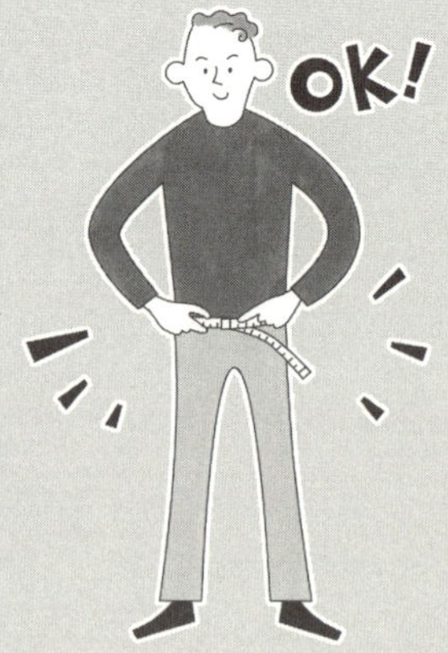

생활습관병에 대한 고정관념을 바꿔라

배가 나왔으나 건강진단이 정상 수치이기 때문에……

볼록 나온 배를 문지르면서 "이번 건강 진단에서 정상(기준) 수치를 벗어난 항목이 몇 개나 있지?"라며 걱정하는 사람이 있을 것이다. 하지만 걱정과는 달리 대부분의 사람들은 중년 이후로 접어들면 배가 나오는 것이 자연스럽다고 생각한다. 게다가 검사 결과도 정상 수치에서 크게 벗어나지 않으면 그리 나쁜 편이 아니라며 심각하게 받아들이지 않는다. 아마 대부분은 "다이어트 조금만 하면 배는 금방 들어갈 거야, 괜찮아."라고 생각할 것이다.

건강진단표

비만		지질검사	
항목	**참고기준치**	**항목**	**참고기준치**
신장	cm	총 콜레스테롤	200mg/dl 미만
적정체중	kg	고밀도 콜레스테롤	40mg/dl 미만
체질량지수	18.5≤정상≤23	저밀도 콜레스테롤	130mg/dl 미만
체지방률	≤25%	중성지방	200mg/dl 미만
체중조절	kg		
허리둘레	90cm 미만		

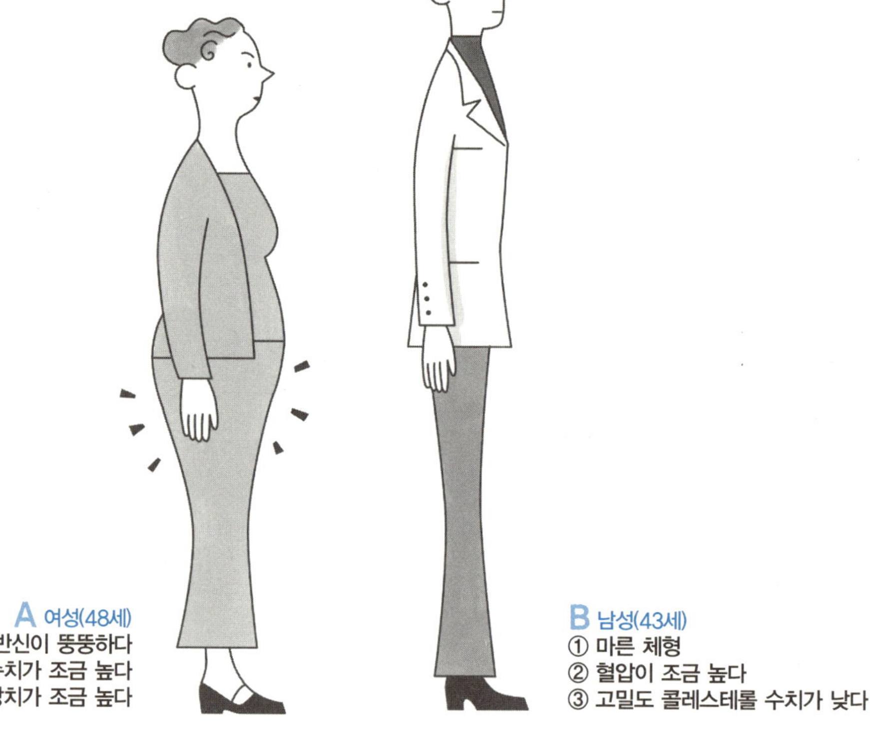

'내장지방'이 생활습관병을 유발하는 원흉

위의 그림을 보자. 모두 현대인의 전형적인 체형이다. 네 사람 중에서 목숨을 위협하는 생활습관병에 걸리기 쉬운 사람은 누구일까? 최신 의학에 따르면, A와 B는 위험도가 낮으며 C와 D는 위험도가 높다고 판단된다. 그 이유는 복부가 비만이라는 점과 정상적이지 않은 수치가 둘

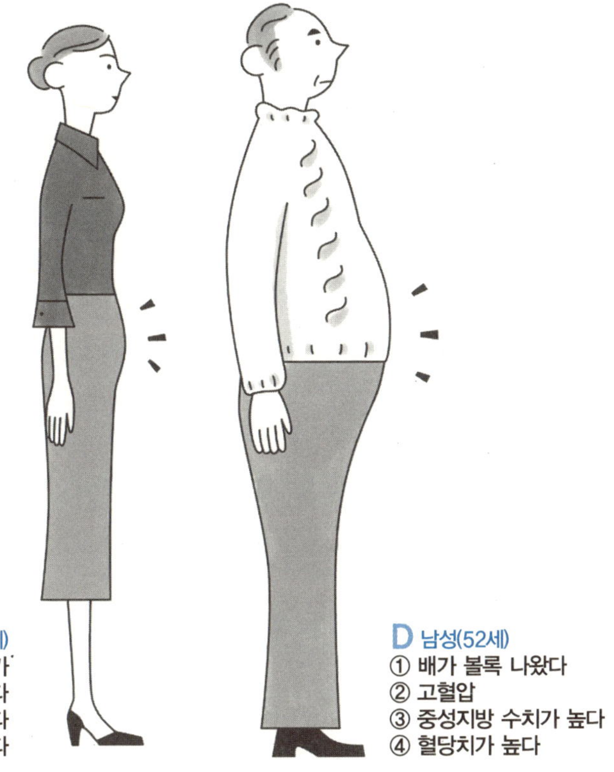

이상이라는 점 때문이다. 특히 그중에서도 정상이 아닌 수치가 세 가지나 되는 D가 가장 위험하다.

'내장지방형 비만'과 함께 둘 이상의 위험 인자가 있는 상태를 '대사증후군(내장지방증후군)'이라고 한다. 이 증후군은 상태를 개선하지 않고 그대로 두면 돌이킬 수 없는 사태에 이를 위험성이 있다.

대사증후군은 '시한폭탄'

동맥경화를 일으키며 심장병과 뇌졸중의 위험을 무려 31배 높인다

대사증후군이란, 간단히 말하면 '내장지방형 비만(복부비만)', '고지혈증', '고혈압', '고혈당' 이라는 네 가지 위험 인자 중에서 내장지방형 비만과 나머지 다른 둘 이상의 위험 인자를 함께 가진 상태를 의미한다.

앞 페이지의 예를 들자면, A와 B는 위험 인자를 두 개씩 가지고 있지만 복부비만이 아니고 내장지방이 없기 때문에 대사증후군에는 해당하지 않는다. 그러나 C와 D는 복부비만인 데다 두세 가지 위험 인자를 함께 가지고 있기 때문에 대사증후군으로 진단된다.

대사증후군이 무서운 이유는 각 위험 인자의 상태가 심각하지 않아도 여러 위험 인자가 복합됨으로써 동맥경화를 일으키고 심장병이나 뇌졸중과 같은 생활습관병에 걸릴 위험성이 크기 때문이다.

다시 말하면, 여러 위험 인자가 우연히 복합되어 병으로 나타나는 것이 아니라 하나의 커다란 '흐름' 속에서 서로 영향을 미치고 있으며, 이에 대한 가장 큰 원인은 '내장지방' 이라는 것이다.

① 배꼽 주위에서 가장 살찐 부분의 허리둘레가
   남성 90cm 이상, 여성 85cm 이상
② 고지혈증이라는 진단을 받았다
   중성지방 수치가 150mg/dℓ 이상,
   HDL콜레스테롤 수치가 남성 40mg/dℓ 미만,
   여성 50mg/dℓ 미만
③ 혈압이 높다
   최고 혈압이 130mmHg 이상, 최저 혈압
   이 85mmHg 이상
④ 혈당치가 높다
   공복 시 혈당치가 100mg/dℓ 이상

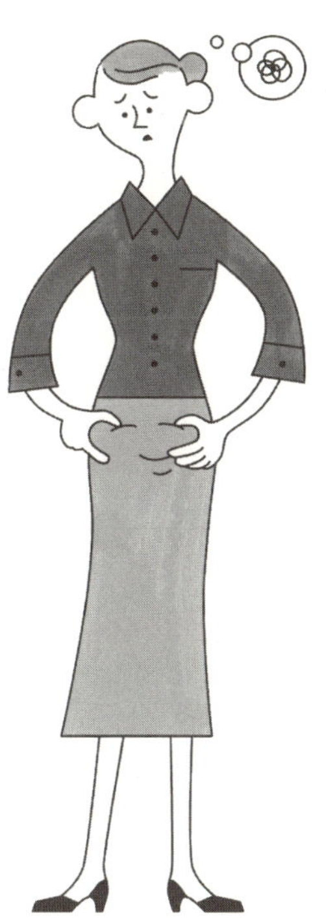

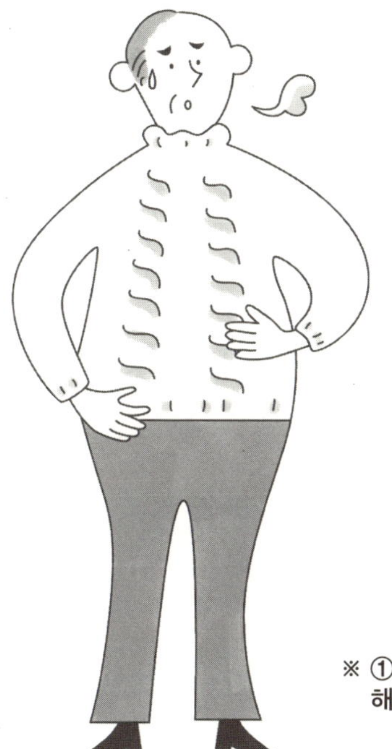

※ ①과 함께 ②~④ 중 두 가지 이상에
   해당한다면 대사증후군으로 진단된다.

줄자 하나와 건강진단 검사표만 있으면

대사증후군을 자가진단하기 위해서는 줄자 하나와 최근에 받은 건강진단 검사결과표만 있으면 된다. 먼저 줄자로 배꼽 주변의 가장 뚱뚱한 부분의 허리둘레를 잰다. 남성은 90cm 이상, 여성은 85cm 이상이라면 복부비만이라 할 수 있다. 다음에는 건강진단표를 보고 자신의 검사결과 중 해당되는 항목이 있는지 검토한다. 이렇게 했을 때 복부비만과 함께 위험 인자가 둘 이상 있다면 당신은 대사증후군이라고 할 수 있다.

대사증후군이 되면 동맥경화가 진행되어 심근경색과 뇌졸중을 일으킬 위험성이 무려 31배나 높아진다는 연구 결과도 있다. 그러므로 확실하게 자가진단을 해 보고, 당신이 대사증후군에 해당된다면 개선 방법을 즉시 실천하도록 하자.

내장비만의 새로운 기준

내장비만과 BMI(체질량지수)는 직접적 관계가 없다

비만은 키와 몸무게의 균형을 생각해서 결정해야 한다. 같은 몸무게라고 해도 키가 큰 사람은 비만이 아닐 수 있기 때문이다.

쉽게 말해, 몸무게가 똑같이 70kg이더라도 키가 180cm인 A와 150cm인 B는 당연히 비만 정도가 다르다. 세계적으로 비만 진단에 사용되는 지표인 'BMI'는 바로 이와 같은 생각을 바탕으로 고안된 것이다. 즉 두 사람의 BMI를 계산해 보면 A는 21.6으로 정상이지만, B는 31.1이 나와 비만으로 판정된다. 그러나 내장지방이나 대사증후군의 판정 기준은 이러한 기존의 지표와는 개념이 완전히 다르다.

내장비만과 피하지방은 다르다

BMI가 정상이든 아니든 무조건 줄자를 준비해서 배꼽 주변의 허리둘레를 측정한다. 이때 남성 90cm 이상, 여성 85cm 이상이라면 복부비만이며 내장지방이 축적된 것으로 진단된다. 이것이 '건강'을 고려한 새로운 비만의 기준이다.

BMI는 비만을 종합적으로 파악하는 데는 매우 우수한 지표지만, 내장비만과 피하지방이 똑같은 비만으로 수치화된다는 데에는 문제가 있다. 내장비만은 중대한 생활습관병과 직결되는 반면, 피하지방은 크게 영향을 미치지 않기 때문이다.

BMI(Body Mass Index) 구하는 법

(공식) BMI=몸무게(kg)÷키의 제곱(m^2)

(예)

- 몸무게 80kg에 키 180cm 사람   BMI=80÷(1.8×1.8)=21.6
- 몸무게 80kg에 키 150cm인 사람   BMI=80÷(1.5×1.5)=31.6

(판정)

25.0 이상 → 비만

18.5 이상, 25.0 미만 → 정상

18.5 미만 → 마름

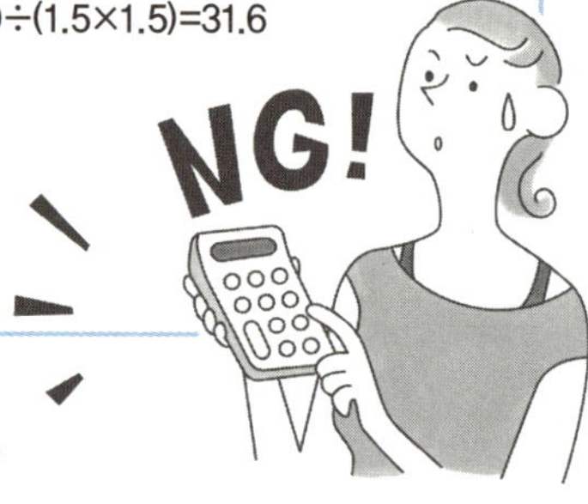

* BMI는 비만을 종합적으로 파악하는 데는 매우 우수한 지표지만, 중대한 생활습관병과 직결되는 내장비만과 거의 영향을 미치지 않는 피하지방이 똑같은 비만으로 수치화된다는 단점이 있다.

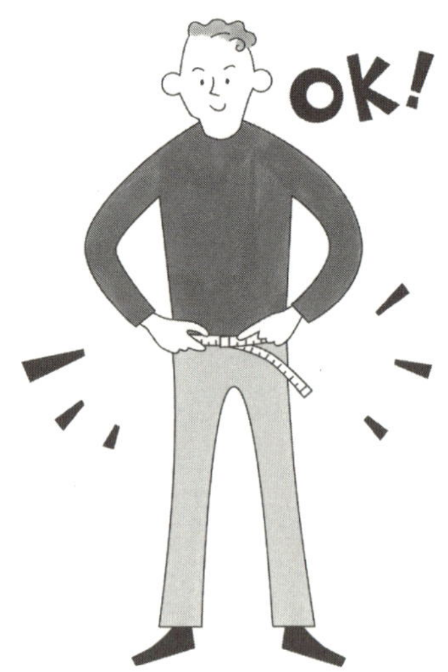

줄자 하나로 위험도를 알 수 있다

① 일단 줄자를 준비한다
② 배꼽 주위의 가장 살찐 부분을 잰다
  남성은 90cm 이상, 여성은 85cm 이상이라면 복부비만에 내장지방 과다로 판정된다

* 피하지방이나 상박부, 턱 등의 지방은 검사 대상으로 삼지 않는다. 즉, 배꼽 주위의 허리둘레 측정법은 몸 전체의 체지방량을 기준으로 비만 정도를 계산하는 것이 아니라 생활습관병에 커다란 영향을 미치는 내장지방의 양을 측정하는 방법이다.

숨은 비만이 모든 문제의 근원!

뚱뚱하지 않은데 내장지방형 비만이라고?

겉으로 보기에도 배가 볼록 나온 중년 남성, 엉덩이에서 넓적다리에 걸쳐 지방이 잔뜩 붙은 여성 등 비만에는 다양한 유형이 있다. 그런데 이렇게 명백히 비만임을 알 수 있는 유형 외에 겉으로 봐서는 알 수 없는 비만도 있다. 이것이 이른바 '숨은 비만' 이라고 부르는 유형이다.

겉보기에는 전혀 뚱뚱하지 않고 오히려 날씬한 체형이며, BMI 수치도 비만과 거리가 먼 사람이 알고 보니 뱃속에 지방이 가득 쌓인 '내장지방형 비만' 이었다는 사례는 드물지 않게 볼 수 있다. 이것이 바로 숨은 비만으로, 최근에는 이 유형의 비만이 급격히 증가하고 있다.

내장지방은 동맥경화를 초래하는 등 질환의 원인이 된다

협심증이나 심근경색 등의 심장병, 뇌경색이나 뇌출혈 등의 뇌졸중은 암에 이어 사망원인 2, 3위를 차지하고 있다. 그야말로 생명을 위협하는 생활습관병의 대표라고 할 수 있다. 이러한 병을 일으키는 직접적인 원인은 혈관이 탄력을 잃고 약해지는 동맥경화 때문인데, 동맥경화의 진행은 내장지방과 깊은 관계가 있음이 밝혀졌다. 간단히 말하자면,

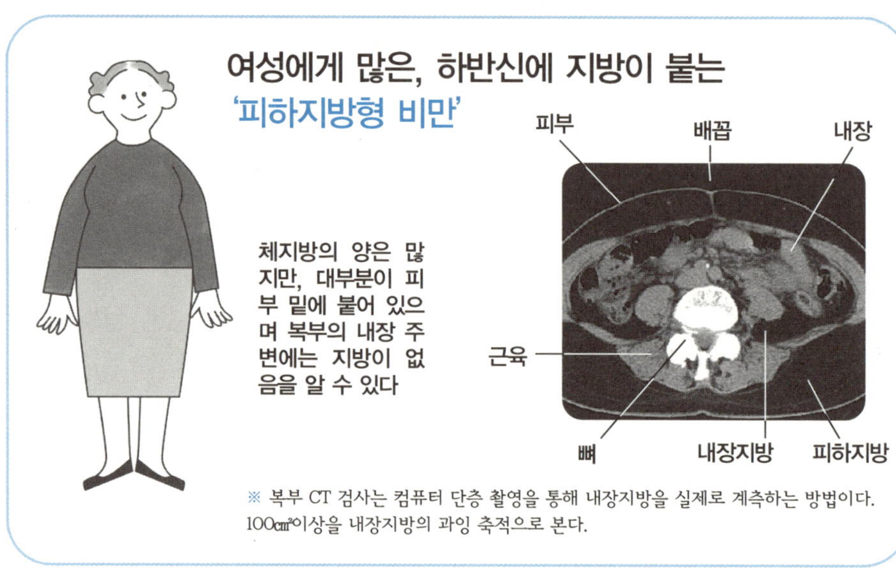

여성에게 많은, 하반신에 지방이 붙는
'피하지방형 비만'

체지방의 양은 많지만, 대부분이 피부 밑에 붙어 있으며 복부의 내장 주변에는 지방이 없음을 알 수 있다

※ 복부 CT 검사는 컴퓨터 단층 촬영을 통해 내장지방을 실제로 계측하는 방법이다. 100㎠ 이상을 내장지방의 과잉 축적으로 본다.

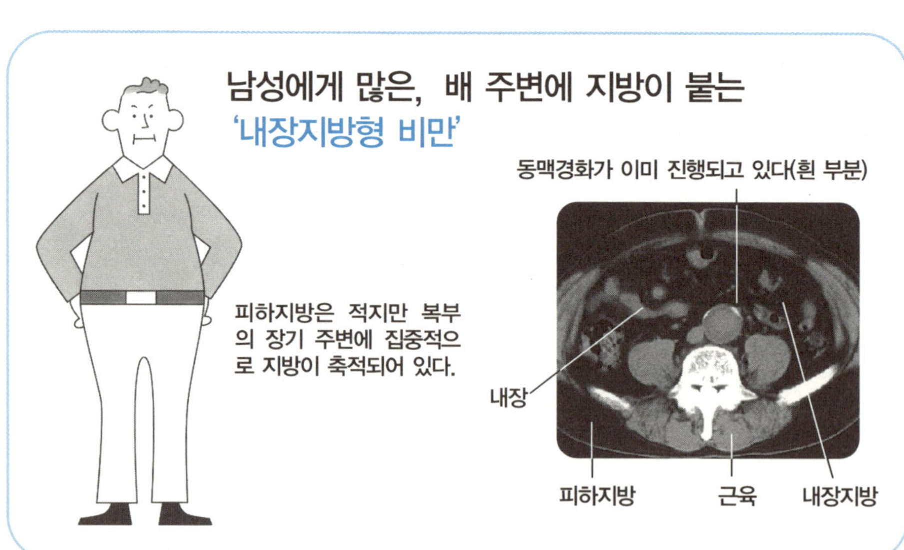

남성에게 많은, 배 주변에 지방이 붙는
'내장지방형 비만'

피하지방은 적지만 복부의 장기 주변에 집중적으로 지방이 축적되어 있다.

내장지방이 증가함에 따라 몸속에 악성 '생리활성물질*'이 늘어나고, 그 영향으로 혈압의 상승과 혈액 속 중성지방의 증가, 고밀도 콜레스테롤의 감소, 혈당치 상승 등이 일어남으로써 동맥경화를 촉진하며, 동맥경화가 진행됨에 따라 심장질환 등의 생활습관병이 악화되는 것이다.

하반신 비만의 원인이 되는 피하지방은 이 같은 악영향을 거의 끼치지 않으므로 그 심각성이 크지 않지만 내장지방은 이러한 악순환의 근원이 되므로 그 무서움을 다시 한 번 인식하고 개선을 위해 적극적으로 노력해야 한다.

※ 생리활성물질: 대사과정이나 조직에 직접 작용해 생체에 유(불)리하게 작용하는 물질

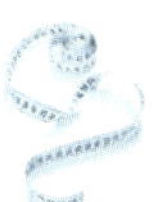

'차가운 음료'가 배만 볼록 나온 '숨은 비만'의 원인!

겉으로 보기에도 배가 나온 내장지방형 비만은 그렇다 치고, 겉모습은 날씬한데 배만 볼록 나온 '숨은 비만'은 왜 생기는 것일까? 여러 가지 원인을 생각해 볼 수 있다.

가령 원래 근육이 적은 가냘픈 체형이던 사람이 갑자기 과식을 하면 배는 순식간에 지방으로 가득 찬다. 또는 원래는 지방을 태우는 능력이 높아 살이 잘 찌지 않는 체질인데, 그런 체질인 사람도 방심해서 운동을 게을리하면 근육이 줄고 지방이 붙는다. 그러나 보통 사람보다 지방이 잘 연소되는 체질이기 때문에 전체적으로 뚱뚱한 비만에는 이르지 않고 가장 지방이 붙기 쉬운 배에만 집중적으로 지방이 생겨서 숨은 비만이 되는 것이다.

이렇듯 숨은 비만은 식사 및 운동과 깊은 관계가 있는데, 최근 들어 주목받기 시작한 것이 차가운 음료다. 요즘 편의점이나 자동판매기에서 판매되는 음료수는 여름이 아니더라도 냉장고에 차갑게 보관하는 것이 보통이다. 차가운 캔커피나 생수를 많이 마시는 사람은 자기도 모르는 사이에 위를 중심으로 복부가 차가워졌을 가능성이 있다. 배가 차가워지면 몸은 지방을 늘려서 차가워진 위를 보호하려고 하기 때문에 배만 볼록 튀어나오게 된다. 또 배가 차가우면 혈관이 수축해 주변의 대사를 저하시키기 때문에 지방도 잘 연소되지 않는다. 차가운 음료가 원인인 복부비만을 '콜드 드링크 증후군'이라고 부르며, 매우 주의하기 바란다.

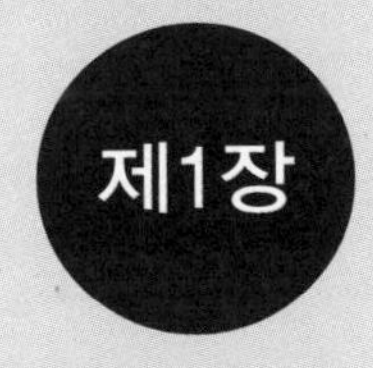

동맥경화의 열쇠를 쥔 '내장지방'

지방이란 무엇일까?

몸의 에너지원이자 세포의 재료

도대체 지방이란 무엇일까? 지방은 몸의 어디에, 무엇을 위해 존재하는 것일까? 중성지방과 콜레스테롤은 어떻게 다를까? 먼저 지방에 관한 기초 지식을 간단히 알아두도록 하자.

사람의 몸속에 있는 지방은 지방산, 중성지방(트리글리세리드), 콜레스테롤, 인지질로 나뉜다. 이 중에서 가장 떠올리기 쉬운 것이 중성지방이다.

요리하기 전의 생고기를 떠올려 보자. 고기를 잘랐을 때 절단면에 보이는 흰 지방 부분이 바로 중성지방이다. 인체도 마찬가지다. 피하지방과 내장지방 등 희고 눈으로 보이는 지방은 모두 중성지방이며, 몸속에 존재하는 지방의 약 90%를 차지한다.

다이어트를 통해 줄여야 하는 지방이 바로 이 중성지방인데, 이 지방은 지방산이 글리세린과 결합하여 만들어진 것이다. 중성지방은 저장되는 지방이고, 지방산은 사용되는 지방이며, 둘 다 몸의 에너지원(源)이다. 몸속 지방을 총칭해서 체지방이라고 하며, 이 중 대부분이 중성지방이고 축적되는 장소에 따라 '피하지방' 과 '내장지방' 으로 나뉜다.

한편, 콜레스테롤은 고기의 붉은 살(근육) 속이나 혈액 속에 존재하며 육안으로는 확인할 수 없다. 에너지원과는 관계가 없으며 인지질과 함께 세포막을 구성하거나 성호르몬을 만드는 재료가 되는데, 성인 한 사람의 몸속에는 100~150g 정도가 있다고 한다.

알아두면 좋은 '지방'에 관한 기초 지식

이러한 지방의 특징을 정리하면 다음과 같다.

- **지방:** 지방산과 글리세린(유지(油脂)의 구성 성분, 알코올의 일종)의 합성물로서, 상온에서 고체 형태를 띠는데, 동물성 지방은 상온에서 고체, 유지(식물성 지방)는 상온에서 액체 형태인 점이 다르다. 또한, 동물은 지방을 피부 밑과 근육, 내장 등에 저장하고, 식물은 종자에 저장한다.

- **지질:** 지방과 동일하며 유지라고 부르는 모든 것을 포함하며, 일반

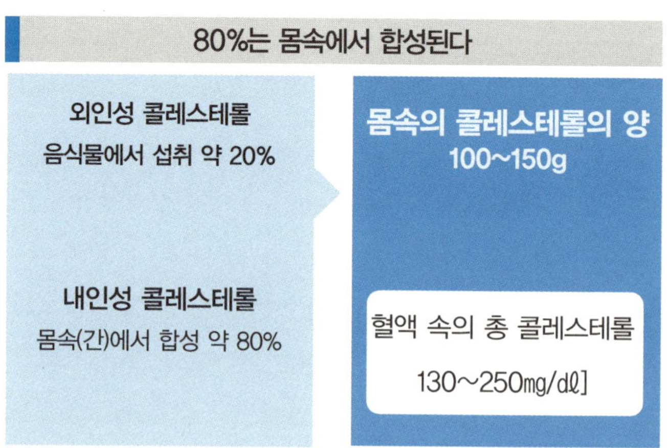

적으로 동물성은 '지(脂)', 식물성은 '유(油)'라고 한다.

- **지방산:** 지방·지질의 주요 성분으로 에너지로서 사용되며, 글리세린과 결합해 중성지방의 지방·지질 성분이 된다. 포화지방산과 불포화지방산(일가불포화지방산, 다가불포화지방산)으로 나뉘며, 올레산과 리놀산, EPA(eicosapentaenoic acid) 등이 있다.

- **중성지방(트리글리세리드):** 지방의 일종으로서 식육 중 희고 굳은 부분은 모두 중성지방이다. 지방세포에 축적되며 필요에 따라 에너지로 사용된다. 산성도 알칼리성도 아니라서 이렇게 부른다.

- **콜레스테롤:** 지방의 일종으로서 근육이나 혈액 속에 폭넓게 들어 있다. 세포막의 구성 성분이 되거나 성호르몬과 담즙산을 만드는 재료가 된다. 결합하는 단백질의 비중에 따라 저밀도 콜레스테롤(LDL)과 고밀도 콜레스테롤(HDL)로 나뉜다. 일반적으로 콜레스테롤 수치는 이 두 가지를 합친 총 콜레스테롤을 가리킨다.

- **인지질:** 세포막의 구성 성분으로서 물에 녹지 않는 중성지방을 물에 녹게 해 혈액 속에 존재하도록 하는 역할을 한다.

- **체지방:** 인체에 존재하는 지방으로 체중에서 체지방이 차지하는 비율을 체지방률이라고 하며, 남성은 25% 이상, 여성은 30% 이상이면 비만으로 간주된다.

- **피하지방:** 엉덩이나 넓적다리, 상박부 등 몸 둘레의 피부 밑에 축적된 지방이다.

- **내장지방:** 복부의 내장 주위와 내장 속에 축적된 지방이다.

인간은 지방이 없으면 살 수 없다

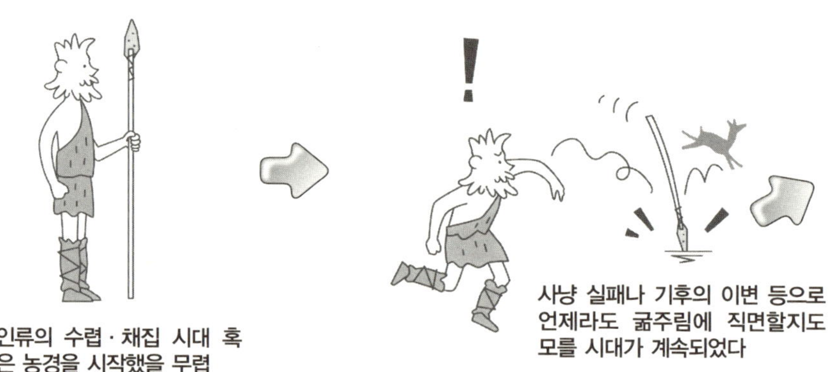

인류의 수렵·채집 시대 혹은 농경을 시작했을 무렵

사냥 실패나 기후의 이변 등으로 언제라도 굶주림에 직면할지도 모를 시대가 계속되었다

인류는 몸속에 지방을 저장함으로써 살아남았다

어째서 인간의 몸은 조금만 과식을 하거나 운동량이 부족하면 쉽게 비만이 되어버리는 것일까? 사실 인류가 기나긴 역사 속에서 오늘날까지 살아남을 수 있었던 비밀이 여기 숨어 있다. 그 비밀의 정체는 바로 몸속에 지방이라는 형태로 에너지를 저장하는 시스템이다.

인류는 배고픔과 수백만 년 동안 싸워가며 살아남았다. 그리고 그 가혹한 조건을 극보하는 과정에서 인간의 몸은 몸속에 담은 영양을 중성지방으로 만들어 저장하는 시스템을 갖추게 되었다. 식량이 부족해도

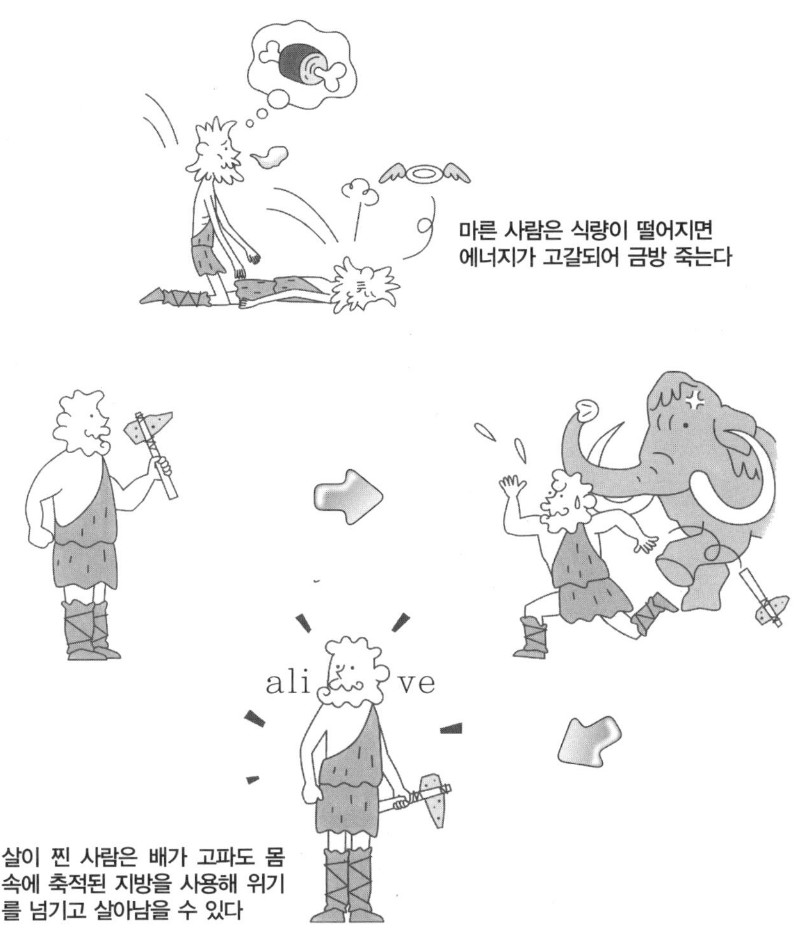

몸속에 저장한 중성지방을 조금씩 사용하면 그만큼 생명을 유지할 확률이 높아지기 때문인데, 즉 쉽게 살찌는 체질은 배고픔을 극복하기 위해 진화한 우수한 특질인 것이다. 그러나 이런 빙하기 말기의 체내 기억이 아직까지 인간의 몸에 각인된 채 비만의 근원이 된다는 점은 대단히 아쉬운 일이 아닐 수 없다..

중성지방과 콜레스테롤의 중요한 역할

중성지방이 부족하면 활력이 떨어지고 노화가 찾아온다

몸속의 지방 중 중성지방과 콜레스테롤은 흔히 건강의 적 또는 생활습관병의 원흉으로 여겨지고 있다. 그러나 이것은 어디까지나 '지나치게 많을 때'의 이야기다. 적당한 수준을 유지한다면 몸에 없어서는 안 될 성분이 바로 중성지방이다.

먼저 중성지방의 성분부터 살펴보자. 앞에서도 소개했듯이 중성지방은 지방산과 글리세린의 합성물이다. 에너지로 사용되는 지방산 가운데 사용되지 않은 것이 중성지방으로 재합성되어 몸속에 저장되며, 언제라도 사용할 수 있는 에너지원이 되어 생체 유지에 이바지한다. 따라서 중성지방이 부족하면 활력이 사라지고 활동이 둔해지며, 심하면 노화가 진행되기도 한다.

외부의 충격을 완화하고 추위로부터 몸을 지키는 역할

알기 쉬운 예로, 기름진 인상의 살찐 중년 남성이 정력적으로 활기차게 일하는 반면, 마르고 얼굴이 창백한 유형의 사람은 병이 있는 것도 아닌데 금방 지치고 그다지 활동적이지 않은 경우가 많다. 어느 쪽이

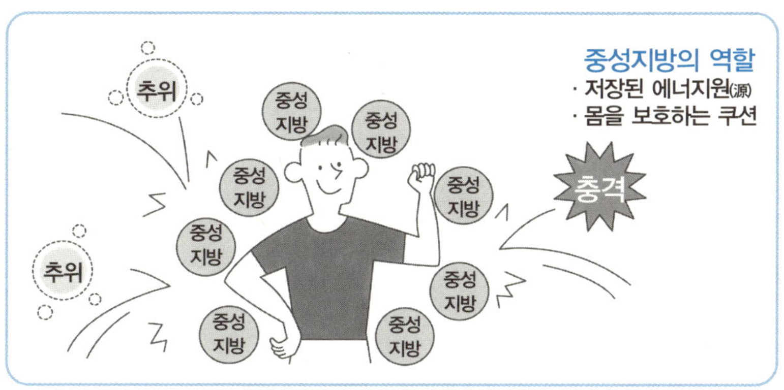

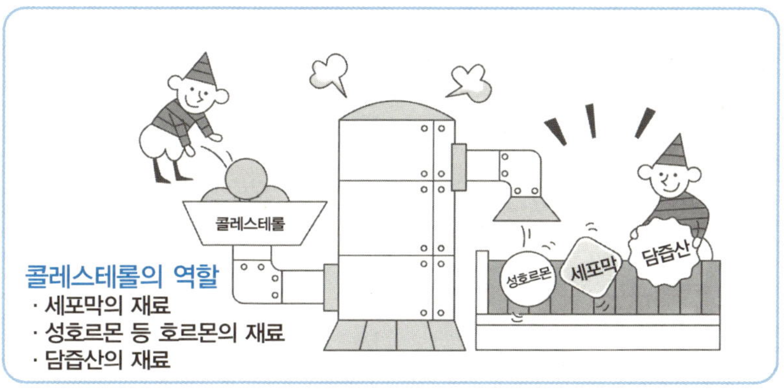

더 건강한가는 둘째 치고, 이러한 차이가 나타나는 큰 원인 중 하나가 '중성지방의 많고 적음' 이라는 것은 확실하다.

그 밖에도 중성지방은 피부 밑에 일정량이 쌓임으로써 쿠션처럼 외부 충격을 완화하거나 추위를 막아 체온을 일정하게 유지시키는 등의 역할을 한다.

콜레스테롤은 세포막과 성호르몬을 만드는 재료

세포막이 튼튼하지 않으면 세포는 제 기능을 다하지 못하는데, 콜레스테롤은 세포막을 형성하는 재료가 된다. 사람의 몸이 약 60조 개에 이르는 세포로 구성되어 있다는 것을 생각하면, 콜레스테롤의 역할은 가히 짐작할 수도 없을 정도로 크다고 하겠다.

또한 콜레스테롤은 남성 호르몬이나 여성 호르몬 같은 성호르몬과 부신피질자극 호르몬 등의 재료가 된다. 이러한 호르몬들은 모두 몸과 마음이 활기차게 활동하는 데 꼭 필요하기 때문에 부족해지면 활력을 잃는 등 노화의 원인이 된다.

콜레스테롤은 원래 그리스어의 '콜레(chole-: 담즙)' 와 '스테레오스(stereos: 고형물)' 가 합쳐진 말로, 그 어원처럼 담석의 성분에서 최초로 발견되었다. 담즙은 간에서 합성되는 물질로, 여기에 들어 있는 담즙산은 지방을 유화시켜 소화되기 쉽게 하도록 하며, 우리 몸이 비타민을 흡수하는 데도 큰 역할을 한다. 콜레스테롤은 이 담즙산을 만드는 재료로 사용되므로 악명 높은 콜레스테롤도 사실은 중요한 역할을 담당하고 있는 것이다.

탄수화물이 중성지방의 주범

지질의 에너지량은 당질의 두 배 이상이지만……

최근 높아진 건강 의식과 다이어트 열풍으로 지방(지질)의 과잉 섭취에 경계심이 매우 높아졌다. 적절하게 조절하는 것이라면 바람직하지만, 극단적으로 지방 섭취를 줄이면 오히려 역효과가 나니 주의가 필요하다.

지질은 분명 많이 먹으면 비만이나 생활습관병의 원인이 된다는 것은 분명한 사실이다. 3대 영양소의 1g당 에너지량을 비교해 봐도 단백질과 탄수화물이 4kcal인 데 비해 지질은 9kcal나 된다. 그렇다면 지질의 섭취량을 극단적으로 줄이는 게 좋은 것일까? 결코 그렇지 않다. 앞에서도 봤듯 지질의 일종인 악명 높은 중성지방과 콜레스테롤도 건강을 유지하기 위한 중요한 역할이 있다. 그러므로 고기나 달걀, 유제품이나 드레싱 등의 섭취를 극단적으로 줄일 필요는 전혀 없다.

중성지방을 증가시키는 주범은 지질이 아니라 탄수화물!

유지류를 지나치게 경계한 나머지 기름을 사용해 만드는 요리까지 일체 입에 대지 않는 사람들이 있다. 하지만 그래서는 지질이 중요한

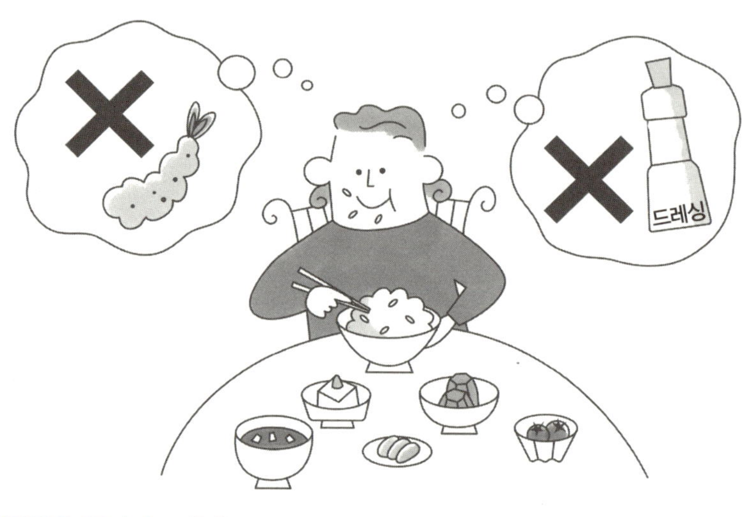

지질의 섭취량만을 줄여서는 내장
의 중성지방을 줄일 수 없다. 기름
을 사용한 요리는 입에도 대지 않
는데 다이어트에 실패한 사람이 주
변에 있지는 않은가?

중성지방을 증가시키는 주된 원인은 당질의 과다 섭취

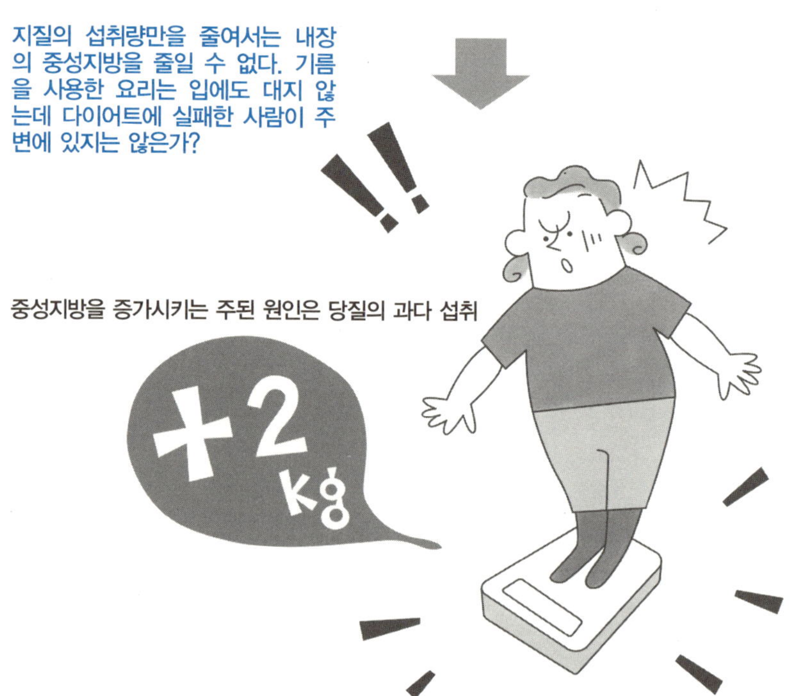

기능을 할 수 없게 될 뿐 아니라 샐러드유 등에 들어 있는 비타민 E의 섭취량도 부족해진다. 비타민 E는 회춘 비타민이라고도 불리며, 활성 산소를 없애는 항산화력이 매우 높은 영양소이다. 또한, 비타민 E가 부족하면 피부가 거칠해지는 등 노화가 촉진될 수도 있다.

많은 사람이 오해하는 것이 또 하나 있다. 사실, 지질의 섭취량을 줄여도 내장에 쌓인 중성지방은 줄어들지 않는다. 이것은 이 책에서 강조하는 주제이기도 한데, 중성지방을 증가시키는 원인은 지질이 아니라 주로 탄수화물이다. 그러므로 지질에 대한 편견을 버리고 탄수화물에 대해 제대로 아는 것이 중요하다.

칼로리란 무엇일까?

칼로리는 음식물이 만들어내는 에너지량의 단위

체지방과 비만, 다이어트 등을 이야기하다 보면 '칼로리' 라는 용어가 반드시 나온다. 칼로리는 음식물이 만들어내는 에너지량의 단위인데, 이것을 정확히 이해하지 않으면 내장지방 해소라는 목표 달성에 실패할 수도 있다. 먼저, 의외로 잘 알려지지 않은 칼로리의 기초 지식을 알아보자.

자동차가 달리려면 연료가 필요하듯이 사람이 생명 활동을 하는 데도 역시 연료가 필요하다. 이 연료에 해당하는 것이 에너지이고, 우리는 이것을 음식물에서 얻는다. 음식물이 만들어내는 에너지량은 열로 측정되기 때문에 열량 단위인 '칼로리' 를 사용해 표시한다. 칼로리의 어원은 라틴어로 '열' 을 뜻하는 'calor' 이다.

1칼로리는 물 1g을 1℃ 높이는 데 필요한 열량

음식물을 에너지원으로서 과학적으로 생각하게 된 시기는 18세기 말이다. 이후 여러 가지 방법으로 식품이 만들어내는 열량, 즉 에너지량을 측정해 왔다. 식품이 열을 만들어내려면 체내로 들어간 음식물이 연소되어야 한다. 연소라고 해서 불꽃이나 연기를 내며 타는 것은 아니지만, 화학적으로 보면 식품은 틀림없이 '연소'된다. 좀 더 화학적으로 말하자면 식품은 몸속에서 '산화 분해'된다고 표현하는 것이 적절할 것이다.

에너지량 1칼로리는 순수한 물 1g을 1℃(정확히는 16.5℃를 17.5℃로) 상승시키는 데 필요한 열량을 말하며, 일반적으로는 이것을 1,000배로 해서 '킬로칼로리(kcal)'라는 단위로 사용한다. 이렇게 사람에게 필요한 에너지량은 과학적인 개념으로 계산한다.

〈하루 적정 섭취 에너지량의 기준은?〉
하루 적정 섭취 에너지량에는 개인차가 있지만
대략적인 기준은 다음과 같이 구한다.

① 적정체중 계산
적정체중= 키(m)×키(m)×22
(예) 키 170cm인 사람의 경우 적정 체중= / 1.7×1.7×22=63.6(kg)

② 하루 적정 섭취 에너지량
적정 체중×신체 활동 수준(노동 강도) = 하루 적정 섭취 에너지량
가벼운 일 (25~30) / 중간 정도의 일 (30~35) / 중노동 (35 이상)

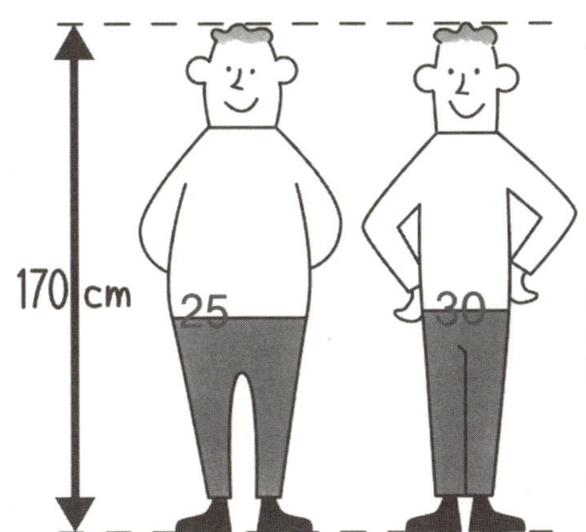

키 170cm에 가벼운 일(사무직 등)을 하는 사람의 경우
63.6×(25~30) =약 1,600~1,900(kcal)

※ 비만 기미가 있는 사람은 적은 쪽, 마른 사람은 많은 쪽의 숫자를 적정량으로 채용한다.

몸속 지방은 이런 과정을 거쳐 축적된다

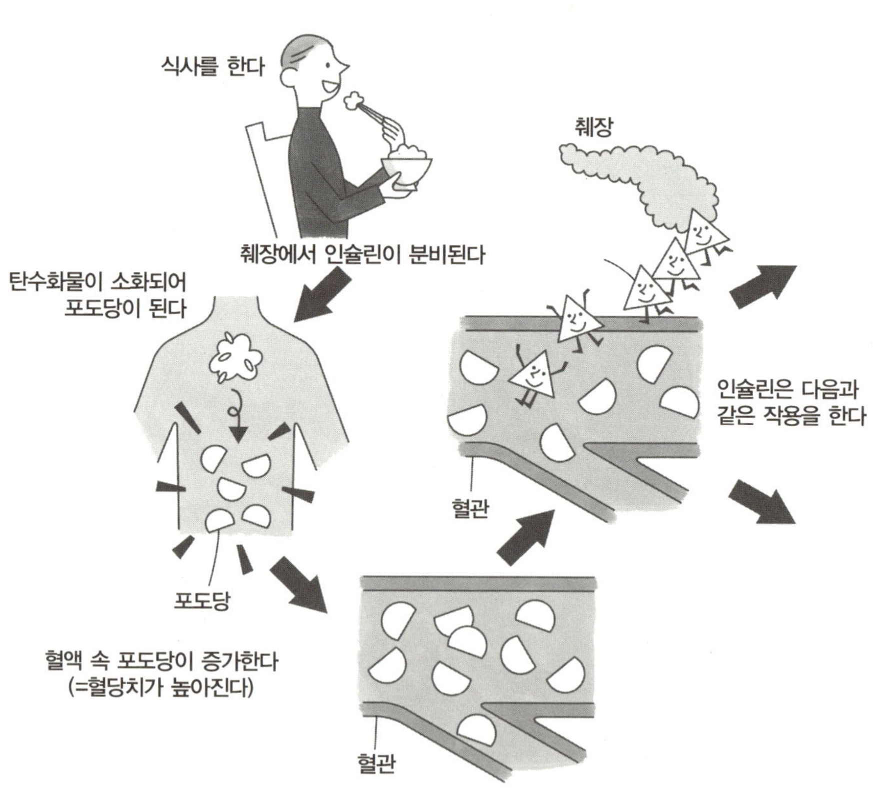

쓰고 남은 포도당은 중성지방으로 바꿔 저장

　음식은 체내에 들어가면 장기와 기관을 통해 각종 영양으로 흡수된다. 밥이나 빵, 면 등의 곡류, 감자류, 과일, 설탕 등에 많이 들어 있는 탄수화물은 몸속에서 포도당이 되며, 간장에서 혈액으로 운반된 후 온몸의 에너지원이 된다. 참고로 당뇨병의 지표가 되는 혈당치는 혈액 속에 들어 있는 포도당의 양이다.

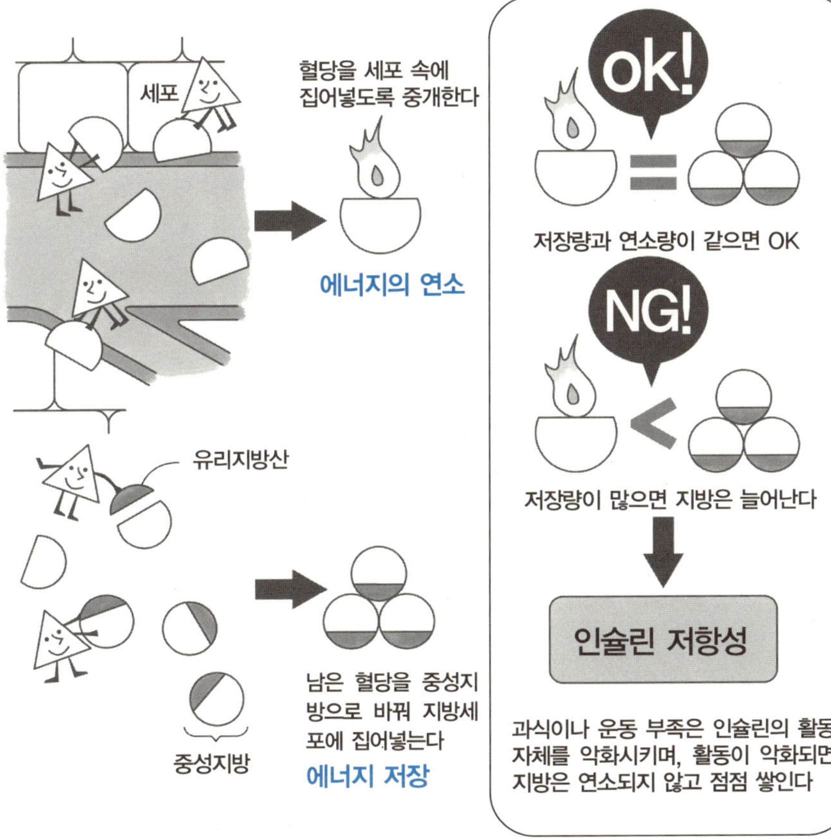

혈액 속에 포도당의 양이 많으면 췌장에서 인슐린이라는 호르몬이
분비된다. 인슐린은 포도당을 몸속의 세포에 집어넣어 에너지로 활용
하게 한다. 또 남은 포도당을 중성지방으로 바꿔서 지방세포에 집어넣
어 에너지원으로 저장하는 것도 인슐린이 하는 일이다.(감수자 의견: 포도
당이 중성지방으로 바뀌어 저장되는 것보다는 포도당이 우선적으로 이용되기 때문
에 지방이 상대적으로 덜 쓰여 축적되는 것이 더 정확하다.)

과식과 운동 부족이 체지방을 몸속에 쌓이게 한다

에너지의 연소와 저장이 균형 있게 진행되는 동안에는 아무런 문제
가 없지만, 과식에 따른 영양 과다나 운동 부족이 계속되면 에너지의
연소가 감소되고 저장이 증가한다. 그리고 이것이 체지방 축적의 원인
이다.

또한 과식이나 운동 부족은 인슐린의 기능을 떨어뜨리는 '인슐린 저
항성'을 초래해 체지방의 축적을 촉진한다. 과식과 운동 부족, 인슐린
의 기능 저하가 겹쳐 체지방이 몸속에 쌓이게 되는 것이다.

지방세포는 증가하고 비대해진다

'지방세포의 비대화 = 비만' 은 잘못된 상식?

식사로 섭취한 탄수화물과 지질 등의 영양은 인슐린의 활동을 통해 에너지로 연소되며 남은 것은 중성지방으로 합성되어 몸속에 축적되는데, 그 중성지방이 축적되는 곳이 '지방세포'다.

개인차는 있지만 일반적으로 지방세포의 수는 성인의 경우 250~300억 개이며 온몸에 분포한다. 최근 들어 지방세포에 관한 연구가 급속히 진행되고 있는데, 그 결과 지금까지 상식으로 여겨지던 것들이 잇따라 뒤엎어지고 있다.

과거에는 지방세포가 지방을 축적해야 하는 필요성에 따라 처음부터 일정한 수가 정해져 있으며 늘어나거나 줄어들지 않는다고 생각했었다. 따라서 지방이 증가하는 것은 지방세포의 수가 늘어나는 것이 아니라 지방세포 하나하나가 비대화되어 축적되는 지방의 양이 늘어나는 것이라 생각했다. 실제로 비만으로 고민하는 사람의 지방세포를 보면 놀랍게도 쌀알이나 콩알 크기 정도로 비대화된 것을 볼 수 있다.

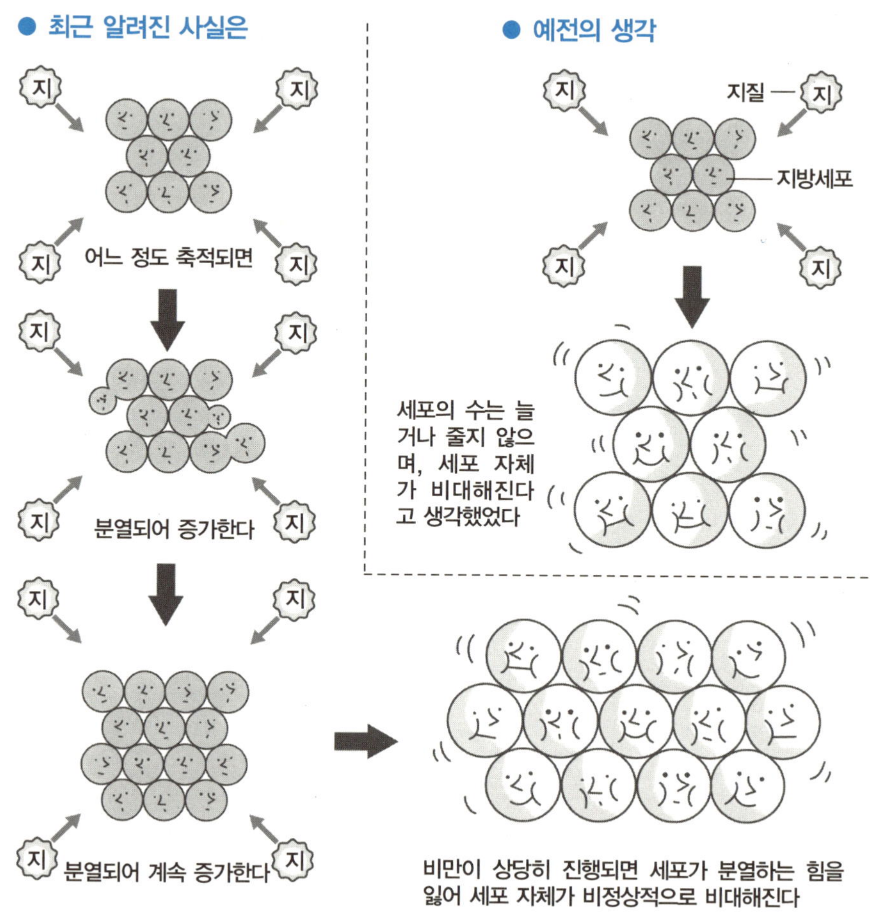

지방 축적이 감소하면 지방세포의 수도 줄어든다!

그러나 최근 연구에서 지방세포의 수는 일정하지 않으며 지방이 증가하면 세포 분열을 일으켜 점점 그 수를 늘린다는 사실이 밝혀졌다.

탄수화물이나 지질을 과다 섭취해 체지방이 늘어나면 지방세포에 지방이 축적되기 시작한다. 이것이 일정한 수준에서 멈추면 문제가 없지만, 축적이 멈추지 않아 세포 안에 다 들어가지 못하면 세포가 분열되어 새로운 지방세포를 만들어낸다. 계속 늘어나는 지방을 수용하기 위해 새로운 지방 저장고가 만들어지는데, 이것이 계속된 결과가 비만이다.

반대로, 지방의 축적이 감소하면 지방세포는 분열을 멈추며 세포의 수도 감소하기 시작한다. 최근까지는 일단 지방세포의 수가 증가하면 원래 수준으로 돌아가지 않는다고 생각했지만, 이 학설이 부정되고 세포의 수도 줄일 수 있다는 사실이 과학적으로 증명된 것이다. 즉, 불규칙한 생활습관 등이 원인이 되어 일시적으로 비만해진 사람도 지방의 축적을 줄이면 다시 건강한 체형으로 돌아갈 수 있다는 것이다.

비만 예방이 중요하다

그렇다면 지방세포가 쌀알이나 콩알 크기로 비대해지는 것은 어떤 경우일까? 이것은 비만이 상당히 진행된 결과 세포가 노화돼 분열하는 힘을 잃은 경우로 생각된다. 이것을 예전 상태로 되돌리려면 많은 노력이 필요하기 때문에 비만 예방이 중요한 것이다.

그 밖에 지방세포가 다음 페이지와 같은 놀라운 활동을 한다는 사실도 밝혀졌다.

지방세포는 식욕을 억제하는 호르몬을 분비한다

인슐린은 식사 시작 15분 후부터 왕성하게 분비된다

흔히 "음식을 빨리 먹는 사람은 비만이 되기 쉬어!"라고 말한다. 뇌의 시상하부에는 '섭식중추'라고 부르는 식욕 조절 센터가 있다. 이 중 포만중추에 신호가 전달되면 '이제 배가 부르니까 그만 먹어.'라는 지령이 떨어지기 때문에 우리는 먹기를 중단한다.

이 신호를 보내는 역할을 하는 것이 호르몬 중에서 주된 역할을 하는 인슐린이다. 인슐린은 혈당치를 내리는 작용을 하는 중요한 호르몬으로, 식사가 진행되어 분비량이 늘어나면 포만중추에 작용해 섭식 억제 시스템을 자극한다. 이 자극이 잘 전달되지 않으면 아무리 먹어도 배부름을 느끼지 못하기 때문에 계속해서 먹게 된다.

인슐린은 식사를 시작한 지 15분 정도 지난 뒤부터 분비가 왕성해진다. 따라서 음식을 빨리 먹는 사람은 포만중추가 자극되기 전에 음식을 잔뜩 먹게 되어, 그 결과 항상 과식을 하게 되기 때문에 비만에 걸리기 쉬워진다.

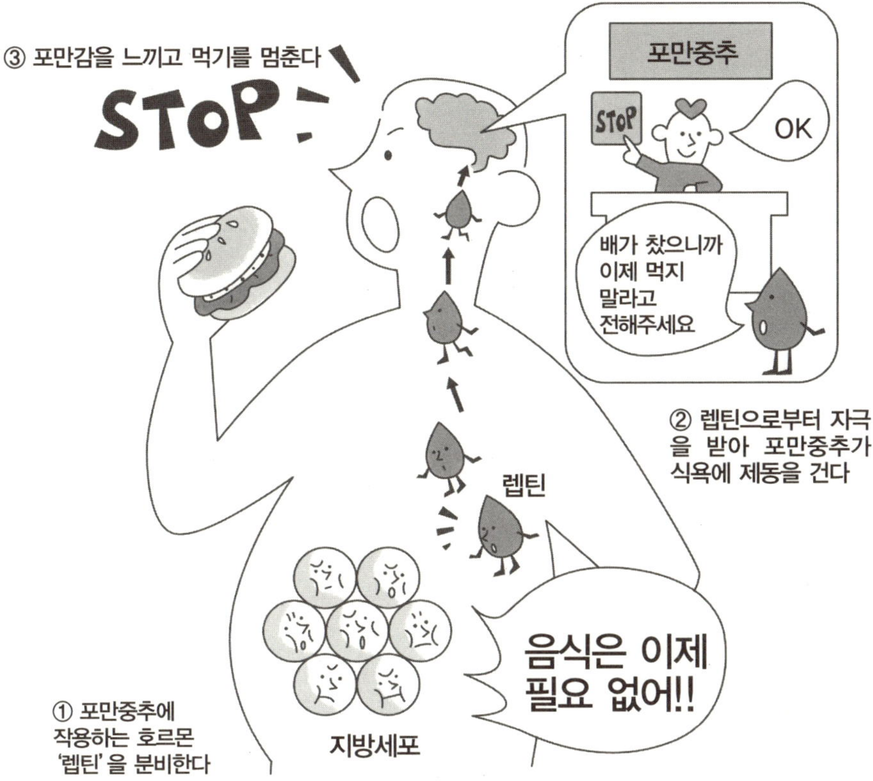

유리지방산은 섭식중추를 자극해 식욕을 높인다

한편, 인슐린의 분비가 잦아들고 운동이나 일 등으로 몸을 움직이면 지방세포 안에 축적되었던 중성지방이 분해되어 혈액 속에 유리지방산이 방출된다. 유리지방산은 에너지로 사용되는 지방산으로, 뇌 속의 '섭식중추'를 자극해 공복감을 느끼게 하고 식욕을 높인다.

이러한 기존의 연구와 함께 최근의 연구에서 의외의 사실이 밝혀졌다. 지방을 저장한 지방세포가 포만중추를 자극하는 호르몬을 분비한다는 사실이 밝혀진 것이다. 보통 '렙틴'이라고 부르는 이 호르몬(아디포사이토카인)은 남녀 모두 체지방률이 25%를 넘으면 분비가 왕성해지는데, 통계적으로 렙틴 농도의 남녀 평균치(6mg/㎖)가 체지방률의 25% 수준에 해당한다는 것이 확인되었다. 즉 렙틴의 농도가 평균치를 넘으면 비만의 위험 신호가 되며, 이는 비만 정도를 나타내는 지표로도 인식된다.

지방세포가 렙틴을 분비해 식욕을 억제한다

지방세포가 렙틴을 분비한다는 사실은 흥미롭다. 몸속에 지방이 지나치게 많아지면 그것을 개선하고자 하는 움직임이 나타나는 것은 어떤 의미에서 당연하다고 할 수 있다. 하지만 놀랍게도 그 역할을 비만의 원인이라 할 수 있는 지방세포가 하고 있으니 이것이 바로 인체의 신비 아닐까?

이렇게 아직도 알려지지 않은 지방세포 활동에 대해 많은 사람들이 연구를 하고 있으며, 이에 따라 새로운 발견이 속속 이어지고 있다.

지방세포가 분비하는 좋은 성분, 사이토카인*

*사이토카인 Cytokine: 혈액 속에 함유되어 있는 면역 단백의 하나

아디포사이토카인은 생활습관병을 예방하는 비장의 카드

지방세포는 인체 최대의 내분비 장기라고 할 만큼 다양한 생리활성 물질(아디포사이토카인)을 분비한다. 즉, 단순한 지방 저장고가 아니라는 것이다. 앞에서 소개한 렙틴도 그중 하나인데, 렙틴 이상으로 인슐린의 활동이나 동맥경화 진행에 영향을 끼치는 아디포사이토카인(adipo-cytokine)의 존재가 확인되었고 이에, 의학계에서는 생활습관병을 예방하는 비장의 카드로서 아디포사이토카인에 큰 기대를 걸고 있다.

그중에서도 가장 큰 주목을 받는 것은 '아디포넥틴(adiponectin)'이다. '아디포(adipo)'는 '지방세포', '넥틴(nectin)'은 '끈적끈적한 물질'이라는 의미를 가진, 아디포사이토카인의 일종이다.

아디포넥틴은 혈압과 혈당치를 낮추고 혈관의 상처도 낫게 한다

아이포넥틴은 이른바 '양성' 아디포사이토카인이다. 이는 인슐린 저항성(43페이지 참조)을 개선하고 혈압과 중성지방, 혈당치 등을 낮추는 작용을 하는데, 혈관 속을 흐르면서 상처 입은 혈관벽을 수복하는 작용도 한다. 그야말로 경이적이라 할 수 있을 정도의 활동을 하는 물질로,

악성 사이토카인	양성 사이토카인
비만이 진행되어 비정상적으로 비대해진 대형 지방세포에서 분비된다.	정상적인(비대해지지 않고 작은) 지방세포에서 활발하게 분비된다. 비만할수록 분비량이 감소한다.

PAI-1
(플라스미노겐 활성 억제 인자-1)
- 혈액 속에서 혈소판과 결합해 출혈 장소를 수복한다.
- 과다 분비되면 혈액 덩어리(혈전)가 생기기 쉬워진다.

HB-EGF
(헤파린 결합성 상피세포 증식 인자)
- 혈관 내피 세포(평활근)의 증식을 촉진한다.
- 내피 세포가 증식해 혈관의 내부 공간을 좁힌다.

HNF-α(종양 괴사 인자-α)
- 종양을 형성하는 (악성) 세포를 괴사시키는 작용을 한다.
- 인슐린 저항성을 일으킨다(인슐린 저항성 당뇨병을 일으키는 원흉).

렙틴
- 포만중추를 자극해 섭식을 억제한다.
- 에너지 소비를 촉진한다.
- 비만이 상당히 진행되면 렙틴의 섭식 억제 작용이 제대로 발휘되지 못할 수 있다.

아디포넥틴
- 인슐린 저항성을 개선한다.
- 혈압이나 중성지방, 혈당의 수치를 저하시킨다.
- 혈관 내벽의 상처를 회복시킨다(→항동맥경화 작용을 한다).]

안지오텐시노겐
- 혈관을 수축시키는 작용을 한다(→혈압이 상승한다).

이를 몸속에서 증가시킬 수만 있다면 비만이나 동맥경화를 억제하고 심장병 등의 생활습관병을 크게 줄일 수 있을 것으로 기대하고 있다.

아디포사이토카인은 작은 지방세포에서 분비된다고 했는데, 이것은 정상적인, 즉 비만에 걸리지 않은 지방세포에서 활발히 분비된다는 뜻이다. 다시 말해, 비만에 걸리면 아디포사이토카인은 그 분비량이 감소되므로 아디포사이토카인이 활발히 활동하도록 하기 위해서라도 비만을 예방하고 개선해야 한다.

악성 사이토카인은 비만과 생활습관병의 원흉

　세상에는 선과 악이 함께 한다. 아디포사이토카인에는 인슐린의 저항성을 높이고 혈관 속에 혈전을 쉽게 만들며 혈관을 좁히는 작용을 하는 'PAI-1', 'HB-EGF', 'TNF-α' 등도 있다. 이들 악성 사이토카인은 동맥경화나 당뇨병을 촉진하는 원흉과도 같은 존재라고 할 수 있는데, 크게 비대해진 지방세포에서 분비된다.

　즉 비만인 사람에게서 활발히 분비되며, 더 자세히 말하자면 내장지방이 많은 사람일수록 더 많이 분비된다. 이로써 비만이 생활습관병을 일으키는 원인이라는 사실이 지방세포의 분비물에서도 증명된 셈이다. 그러므로 내장지방 축적형 비만은 만병의 근원이며, 악성 사이토카인이 그 원흉임을 알 수 있다.

비만에는 이런 유형이 있다

생활습관병에 걸리기 쉬운 체형은?

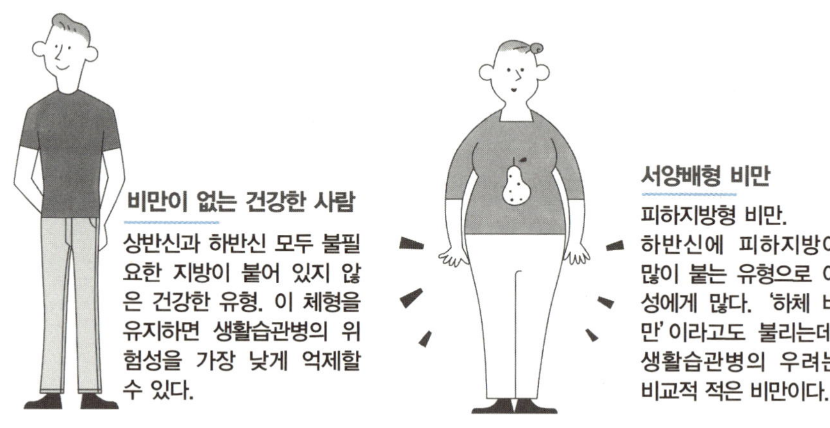

하반신이 살찐 '서양배형'과 상반신이 살찐 '사과형'

사람은 유전이나 체질, 생활습관 등에 따라 지방세포가 많은 부위가 다른데, 비만 유형은 지방이 많은 부위에 따라 크게 '서양배형'과 '사과형', 이 두 가지로 나뉜다.

이 중 서양배형 비만은 몸 둘레의 피부 밑에 지방이 쌓이는 유형으로 대부분은 엉덩이에서 넓적다리에 걸친 하반신에 지방이 붙는다. 주로

54

여성에게 많고 생활습관병의 우려가 적은 이른바 양성 비만이다.

문제는 사과형 비만이다. 배만 볼록 나온 상반신 비만인 사과형은, 내장지방형 비만일 가능성이 높고 남성에게서 많이 볼 수 있다. 내장지방형 비만은 뱃속 내장 주위, 특히 장 주변과 장간막(장 등의 장기를 감싸고 있는 막) 등에 지방이 축적되어 생활습관병을 일으키기 쉽다.

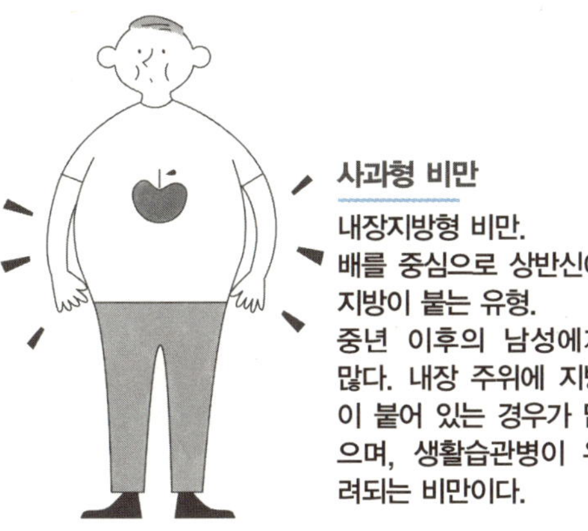

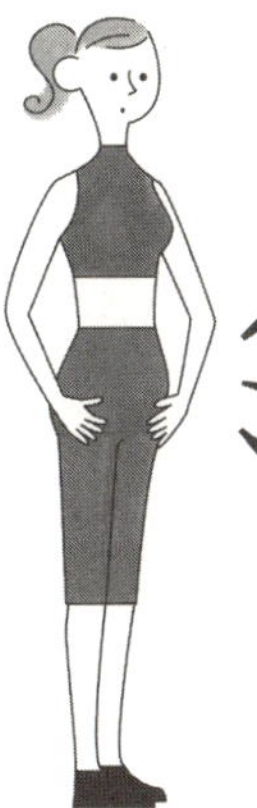

배만 볼록 나온 '숨은 비만'에도 주의

최근에는 같은 내장지방형 비만 중에서도 겉보기에는 날씬한데 배만 볼록 나온 유형이 많아졌다. 전형적인 '숨은 비만'으로 젊은 여성들에게서 많이 나타난다. 소식을 하지만 단 것을 매우 좋아하며 운동 부족인 사람에게 많다. 따라서 자신의 지방이 어디에 붙어 있는지 확실히 파악해 보아야 한다.

내장지방이 증가하는 메커니즘

내장지방은 합성이 빠르며 피하지방보다 쉽게 쌓인다

내장지방은 왜 쌓이는 것일까? 똑같이 식사를 하고 똑같은 일을 해도 지방이 붙는 데는 개인차가 있다. 각종 요인이 복합적으로 작용하기 때문인데, 현재로서는 의학적으로 어느 것이 진짜 원인인지 판단할 수 없다.

주목해야 할 점은, 내장지방이 피하지방에 비해 분해와 합성이 빠르다는 특징이 있어 축적되기 쉽지만, 그와 반대로 없애기도 쉽다는 것이다. 이 말은 생활습관에 따라 순식간에 쌓이기도 하고 줄일 수도 있다는 의미다.

실제로 사과형 비만이 진행된 사람을 보면 그 배경에는 대부분 과식과 운동 부족이라는 공통점이 있다. 앞에서 살펴봤듯이, 섭취한 에너지량이 운동 등으로 소비되는 에너지량을 웃돌면 남은 에너지가 지방이 되어 몸속의 지방세포에 축적된다. 과식과 운동 부족이 계속되면 에너지량의 '수지결산 결과'는 당연히 플러스가 되기 때문에 체지방, 특히 쉽게 쌓이는 내장지방이 축적되는 것은 당연한 결과라 할 수 있다.

내장지방은 식생활의 개선과 운동으로 반드시 줄일 수 있다

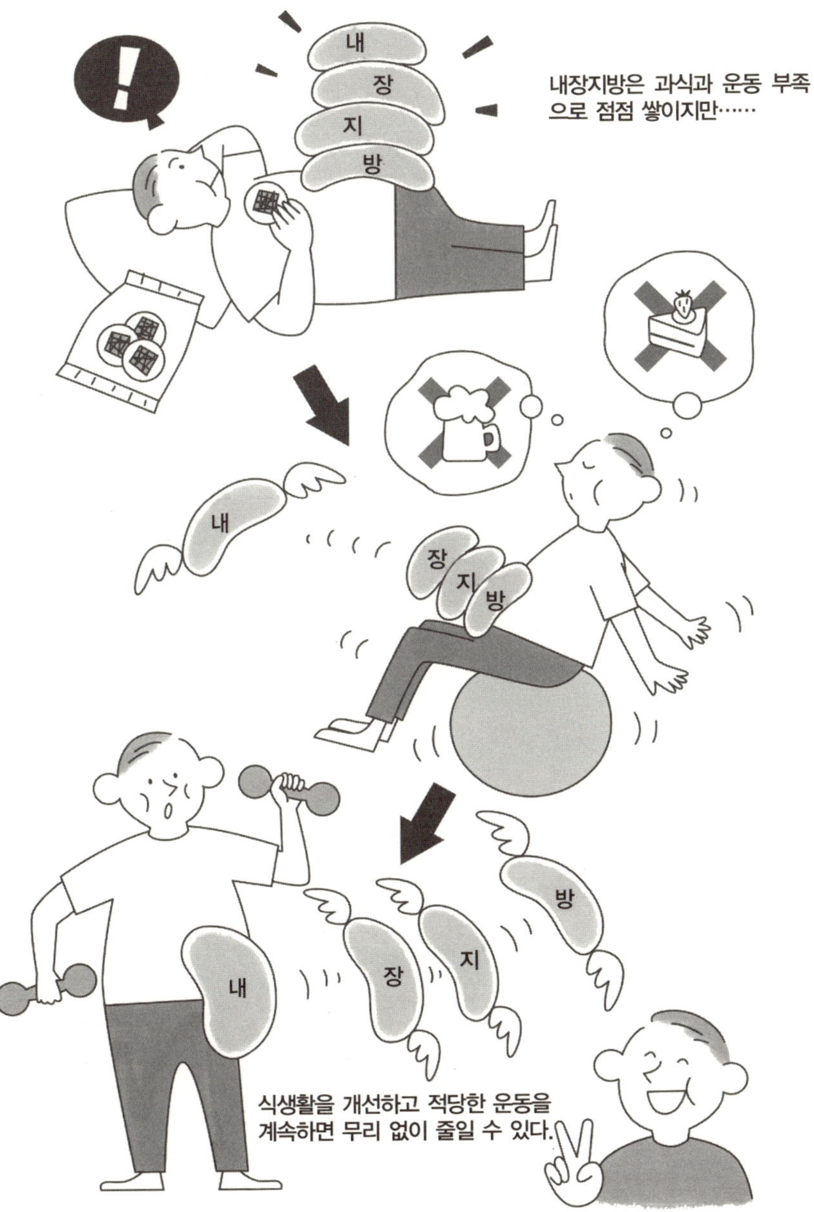
내
장
지
방
내장지방은 과식과 운동 부족
으로 점점 쌓이지만……
장
지
방
내
장
지
방
내
식생활을 개선하고 적당한 운동을
계속하면 무리 없이 줄일 수 있다.

현대인의 생활습관이 내장지방의 축적을 부추긴다

에너지량을 웃돌게 하는 원인으로는 튀김이나 육류 등의 지질, 밥이나 면류 등의 탄수화물, 케이크나 과일 등의 당분이 많은 식품을 과잉 섭취하거나 채소를 잘 먹지 않고 야식을 즐기는 잘못된 식습관 등을 들 수 있다. 제3장에서 자세히 다루겠지만, 이러한 식습관을 계속하면 내장지방은 인정사정없이 쌓인다.

게다가 종일 컴퓨터 앞에 앉아 있는 등 일하면서 몸을 쓰지 않는 것도 큰 문제다. 일하는 데 몸을 쓰지 않고 운동도 거의 하지 않는다면 지방의 연소는 도저히 기대할 수 없다. 그리고 이런 생활습관이 내장지방의 축적을 부른다.

내장지방이 쌓이는 생활습관

아침 식사를 거르면 낮에 폭식하게 된다

앞에서 과식과 잘못된 생활습관이 내장지방의 원인이라고 했는데, 구체적으로 어떤 것이 안 좋은 것일까? 사실 현대인이 보내는 평범한 일상의 많은 부분이 내장지방을 쌓이게 하는 원인이 되고 있다.

뒷장의 그림은 바쁘게 일하는 현대인의 평범한 일상생활의 단면을 그린 것이다. 아마도 '어! 내 이야기잖아?' 라고 생각하는 사람이 많을 것이다. 여기서 가장 큰 문제는 식사와 운동이다. 예로 든 회사원은 분명히 과식을 하고 있다. 그것도 단순한 과식이 아니라 아침을 거르고 밤늦게 음식을 먹는 불규칙한 식습관을 갖고 있다. 제3장에서 자세히 설명하겠지만, 아침 식사를 거르면 낮에 폭식을 하게 되는 경향이 강하며, 또한 밤늦게 칼로리가 높은 음식을 먹으면 소화와 연소가 진행되지 않아 지방 축적이 빨라진다.

휴일에는 집에서 뒹굴뒹굴……, 운동 부족이 비만을 부추긴다

운동 부족도 커다란 원인이다. 현대인 중에는 컴퓨터 등을 사용하는 사무직 종사자가 많으며, 밤늦게까지 야근을 하는 직장도 드물지

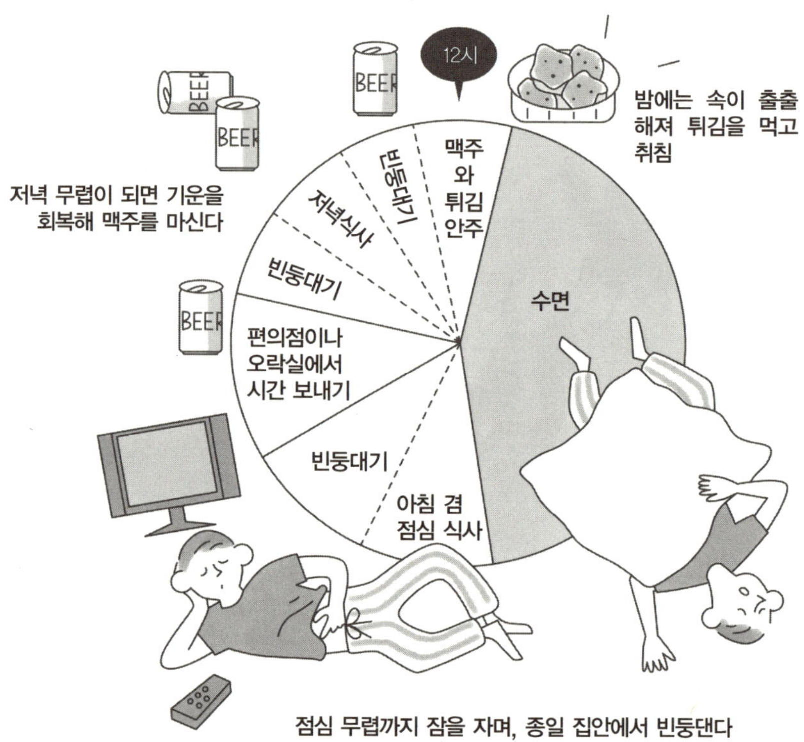

점심 무렵까지 잠을 자며, 종일 집안에서 빈둥댄다

않다. 이 때문에 피로와 스트레스가 쌓이며, 일상적으로 운동을 하기는 커녕 휴일에도 외출하지 않고 종일 집에서 누워 쉬는 사람이 많다. 그리고 이러한 생활의 반복은 내장지방의 축적을 부추긴다.

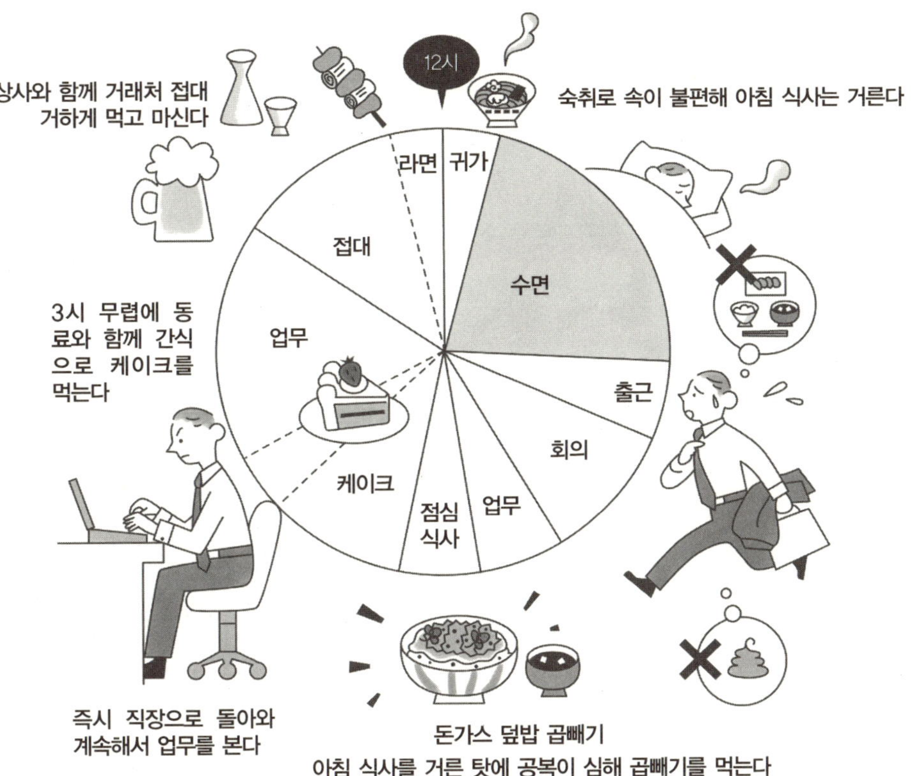

이렇게 대부분의 현대인은 내장지방의 잠재적 위험을 안고 있다고
해도 과언이 아니다.

기초대사를 높여야 지방이 탄다

에너지 소비량이 가장 많은 기초대사

지방 축적을 좌우하는 요인 중 가장 중요한 것은 '대사(metabolism)'이다. 이것은 몸이 에너지를 소비하는 것을 가리키는 말로, 에너지를 태우는 힘이 강한 상태를 '대사가 높다.', 에너지를 태우는 힘이 약한 상태를 '대사가 낮다.'고 한다.

대사는 크게 기초대사, 생활활동대사, 식사 유도성 열 대사(DIT)로 나눌 수 있다. 이 세 가지 중에서 가장 에너지 소비량이 많은 것은 기초대사로, 전체 대사의 60~70%를 차지한다. 호흡을 하거나 혈액이 순환할 때도 에너지가 소비되는데, 이와 같이 생명을 유지하는 데 꼭 필요한 대사가 기초대사다. 이 대사는 잠을 잘 때도 진행된다.

중년에 살이 찌는 원인은 대사 저하에 있다!

기초대사량은 출생 후 급속히 증가하는데, 남녀 모두 15~16세 무렵에 정점을 맞이하며 그 후에는 서서히 저하된다. 50세 전후의 하루 기초대사량은 정점일 때와 비교했을 때 남녀 모두 평균 200kcal 정도 저하된다. 이것은 나이를 먹으면 젊을 때처럼 활동적이지 않기 때문에 많은 에너지를 사용하지 않아도 살아갈 수 있는 몸이 되어가는 것이기도 하다. 이에 따라 기초대사량도 감소한다. 그러나 사람들은 대부분 중노년이 되어 기초대사량이 저하되어도 이를 깨닫지 못하고 예전과 똑같은 식생활을 계속한다. 따라서 섭취하는 에너지량의 수지 결산은 계속 플러스가 되며, 그 결과 몸속에는 지방이 축적된다.

생활활동 대사는 그 이름처럼 일이나 가사 등의 일상 활동에 에너지가 소비되는 현상을 가리키며, 대사 전체의 20~30%를 차지한다. 다이어트를 위한 걷기나 운동도 물론 이 대사에 속한다.

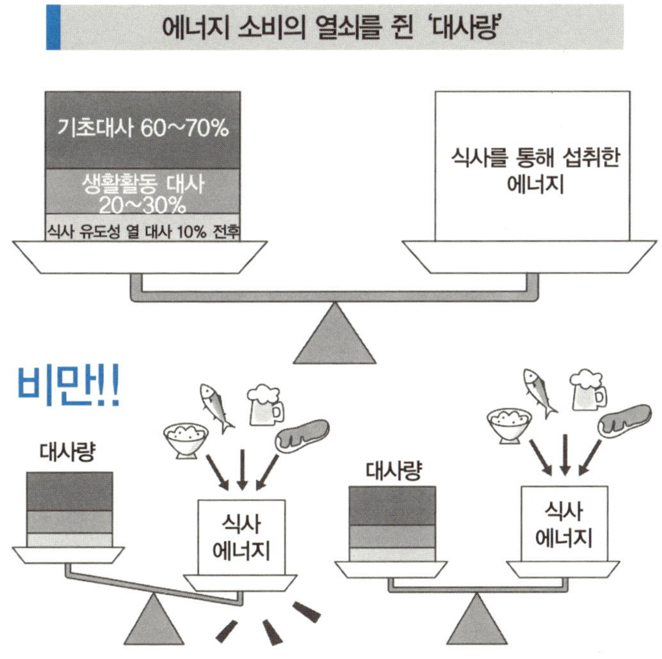

중노년이 되면 기초대사량도 감소하기 때문에
젊었을 때처럼 식생활을 계속하면 반드시 살이 찐다

대사량은 항상 변한다

식사 유도성 열 대사(DIT)는 음식을 먹는 데 따른 에너지 소비다. 일반적으로 음식을 먹으면 에너지를 섭취한다고만 단순히 생각하기 쉬운데, 과학적으로 보면 음식을 먹는 행위 자체가 몸속에 열을 발생시켜 에너지를 소비한다. 놀랍게도 이 비율이 대사 전체의 10% 전후를 차지한다고 한다.

대사는 혈압과 마찬가지로 항상 변한다. 의자에 앉아 있을 때의 대사량은 누워 있을 때에 비해 약 100kcal나 높다는 데이터도 있다. 그러므로 일상에서 몸을 움직임으로써 대사를 높여 에너지를 연소시키려는 노력이 중요하다.

내장지방이 쌓이는 생활습관을 고친다

과식하는 습관을 고치고 고칼로리 식사를 삼간다

내장지방이 쌓이는 원인에는 몇 가지 결정적인 요인이 있다. 그 원인을 하나하나 구체적으로 정리해 보자.

• **과식:** 과식이라고 해도 채소나 해조류를 많이 먹는 것은 문제가 되지 않는다. 문제는 에너지량이 많은 식품, 이른바 고칼로리 식품을 대량으로 섭취하는 것이다. 몸을 많이 움직이지 않거나 일상에서 충분한 운동을 하지 않는 사람이 많은 양의 고에너지 식사를 계속한다면 내장지방이 축적될 위험이 한없이 높아진다.

에너지가 높은 지질의 섭취를 줄인다

• **지질의 과잉 섭취:** 지질의 에너지량은 단백질과 당질의 두 배가 넘는 1g당 약 9kcal다. 그러므로 지질의 과잉 섭취는 에너지 과다로 직결되며 체지방, 특히 내장지방의 축적을 부채질한다.

현대인의 식생활은 계속 서구화되고 있으며, 그 영향으로 지질의 섭취량도 급격히 증가하고 있다. 음식을 먹음으로써 섭취하는 전체 에너지 중에서 지방 에너지가 차지하는 비율은 최근 30년 사이에 세 배 가까이 증가했다고 한다.

지질 중에서도 특히 주의가 필요한 것은 동물성 지질이다. 소나 돼지 등의 고기에 들어 있는 지질은 중성지방이나 저밀도 콜레스테롤을 증가시켜 동맥경화를 촉진하는 원흉이다.

• **당질의 과잉 섭취:** 중성지방을 줄여 다이어트에 성공하려면 지질보다도 당질의 섭취를 삼가는 것이 선결 과제다.

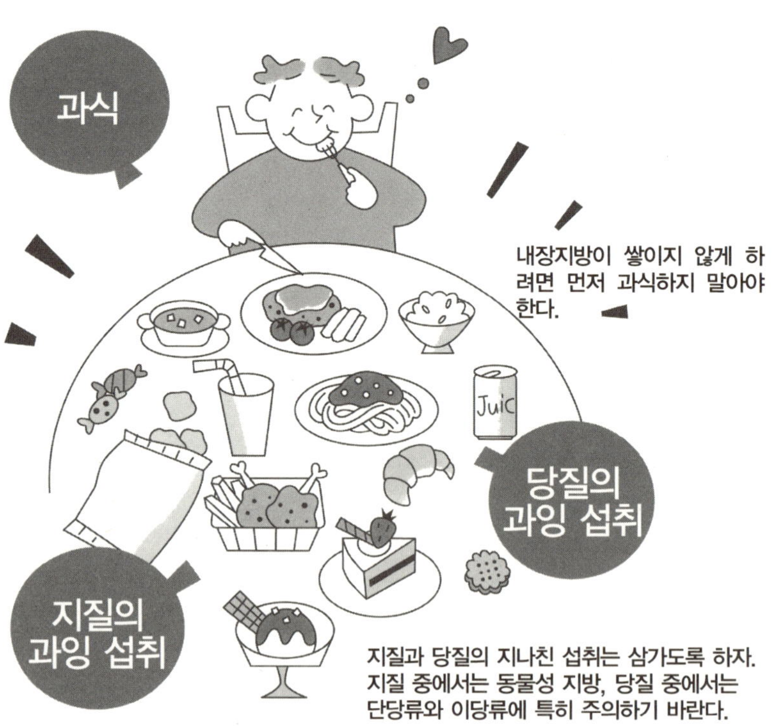

당질의 종류와 특성을 알고 과일과 과자류 섭취를 삼간다

당질에는 크게 세 종류가 있는데 각각 특성이 있으며, 식품에 따라 들어 있는 당질의 종류가 다르다.

- **단당류:** 소화 효소로 더 이상 분해할 수 없는 당질의 최소 단위로 포도당, 과당 등이 있다. 최소 단위이기 때문에 몸속에서 빠르게 흡수되며, 간에서 지질과 하나가 되어 중성지방으로 변화되기 쉬울 뿐 아니라 혈당치의 급격한 상승을 초래한다.
- **이당류:** 당이 2분자 결합한 것으로, 설탕의 주성분인 자당(포도당과 과당이 결합한 것) 등이 있다. 단당류와 마찬가지로 흡수가 빠르다.
- **다당류:** 당이 세 개 이상 결합한 것으로, 곡물이나 감자류에 들어 있는 전분 등이다. 효소가 분해하는 데 시간이 걸려서 체내 흡수가 느리며, 단당류보다 중성지방으로 잘 변하지 않고 혈당치의 급격한 상승도 일으키지 않는다.

이상에서 알 수 있듯이 복부 비만의 원흉인 중성지방을 줄이려면 단당류와 이당류가 들어 있는 음식, 예를 들어 케이크나 과자, 과일 같은 단 음식은 피하는 것이 무엇보다 중요하다.

운동 습관을 들이지 않으면 내장지방이 쌓인다

식사 내용뿐 아니라 음주나 운동 같은 일상적인 습관, 나아가서는 스트레스 등도 내장지방이 쌓이는 커다란 요인이다.

- **운동 부족:** 교통수단의 발달 등 생활이 편리해지면서 현대인들은 평소 웬만해선 몸을 움직이지 않으려고 한다. 게다가 바쁘고 피곤

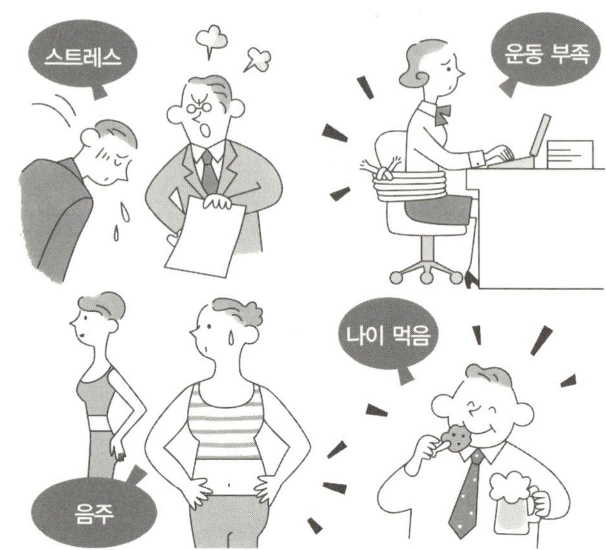

나이를 먹는 것뿐 아니라 과식, 운동부족, 스트레스 등도 현대인에게는 피할 수 없는 요인이다. 그러므로 누구나 내장지방이 쌓일 위험을 갖고 있다.

하다는 등의 핑계로 생활 속에서 적당한 운동 습관을 실천하지 못하고 있다. 이래서는 식사로 얻은 에너지를 충분히 소비하지 못하게 되고 결국 남은 분량이 지방이 되어 몸속에 쌓일 수밖에 없게 된다. 여성은 엉덩이에서 넓적다리 등에 지방이 붙는 피하지방형 비만이 되기 쉽지만, 남성은 내장 주변에 지방이 붙는 내장지방형 비만이 되기 쉬우므로 특별한 주의가 필요하다.

술은 체지방을 축적시킨다

• **음주:** 술은 적정 범위에서라면 '백약 중 으뜸' 이라는 말처럼 건강의 유지와 증진에 큰 효과가 있지만, 적정량을 초과하면 각종 해를 끼친다. 과도한 음주는 지방을 축적시키는데 소주 한 잔(50cc)에 약 88kcal, 막걸리 한 잔(200cc)에 109kcal, 생맥주 500cc에 190kcal 등 예상 밖으로 에너지가 높다. 물론 간이 알코올을 분해해 주기 때

68

문에 알코올의 에너지는 거의 몸속에 축적되지 않는다. 다만 술은 쌀이나 보리 등의 곡류로 만들어지므로 당분을 함유하고 있기 때문에 간장에서 지질과 일체화되어 중성지방으로 변한다. 게다가 술과 함께 먹는 안주 중에는 고에너지 식품이 많다는 것이 더 큰 문제다. 실제로는 술 자체의 칼로리보다 안주에 들어 있는 지방이나 탄수화물의 칼로리가 더 높기 때문에 지방 축적이 더 촉진된다. 그리고 또 한 가지, 예를 들어 생맥주 500cc의 알코올을 분해하려면 간은 약 세 시간 동안 풀가동되어야 한다. 알코올 분해는 간장의 최우선 과제이기 때문에 그 사이에 다른 음식물의 대사는 뒤로 미뤄진다. 이것이 알코올에 따른 지방 축적의 숨겨진 메커니즘이다. 따라서 영양이 거의 제로인 술도 내장지방 축적에 커다란 요인이 되는 것이다.

나이 먹음에 따른 대사 저하와 스트레스도 지방 축적의 원인

- **나이 먹음:** 몸이 에너지를 소비하는 것을 대사라고 하는데, 앞에서도 언급했듯이 대사의 60~70%를 차지하는 기초대사는 중년 이후 점점 저하된다. 그런데 나이를 먹으면 식사량은 변함이 없는 반면에 운동량이 줄기 때문에 결과적으로 에너지 과잉 상태가 되어 지방이 쌓인다. 젊었을 때는 말랐지만 나이를 먹으면서 배가 나오는 사람이 많은 것은 이 때문이다.
- **스트레스:** 식욕과 스트레스는 밀접한 관계가 있다. 스트레스를 받으면 닥치는 대로 먹는 사람이 많은데, 이것이 이른바 스트레스성 비만을 일으킨다. 그뿐 아니라 스트레스를 장기적으로 받으면 코르티솔 등 지방을 축적하는 작용을 하는 호르몬이 활발하게 분비되어 내장지방의 증가를 부추긴다.

내장지방 판정 방법

비만 판정법으로도 내장지방은 측정할 수 없다

비만인지 아닌지를 판정하는 방법에는 여러 가지가 있다. 여기에서 소개한 방법은 모두 과학적, 의학적인 근거가 있는 것들이지만, 앞에서도 언급했듯이 아무리 우수한 비만 판정법이라 해도 반드시 내장지방형 비만의 지표가 되는 것은 아니다.

사실 이러한 방법들은 대부분 내장지방형 비만을 판정하기에는 부적합하다. 내장지방형 비만 판정을 위해서는 어디까지나 줄자를 이용한 '배꼽 주위 허리둘레 측정법'을 권장한다.

여러 가지 비만 판정법 중 내장지방형 비만을 판단하는 방법은?

• **체지방률:** 전체 체중에서 지방이 차지하는 비율을 체지방률이라고 한다. 적정 범위는 남성이 15~18%, 여성이 20~25%이며, 남성 25% 이상, 여성 30% 이상이면 비만으로 판정한다.
일반적으로는 임피던스법이라고 해서 몸에 미약한 전류를 흘려보내 그 저항치(임피던스)를 바탕으로 체지방률을 구하는 방법이 사용된다.

- **BMI:** 앞에서 소개했듯이, BMI는 현재 세계적으로 사용되고 있는 비만 지표이다. 키와 몸무게를 바탕으로 비만의 정도를 종합적으로 파악하는 데는 뛰어난 방법이지만, 내장지방형 비만을 판정할 수는 없다.

- **체형 판정법:** 체지방률과 BMI를 병용한 알기 쉽고 실감이 잘 되는 판정법이다. 체지방률을 세로축에, BMI를 가로축에 놓고 체형을 아홉 가지로 분류한다. 비만을 종합적으로 파악하는 데는 좋지만 역시 내장지방형 비만을 판정할 수는 없다.

- **허리·엉덩이(W/H) 비율:** W/H비=허리둘레(cm)÷엉덩이둘레(cm) 이 비율이 남성 1.0 이상, 여성 0.9 이상이면 주의 필요, 남녀 모두 1.2를 넘으면 위험으로 판정한다. 예를 들어 허리둘레 85cm, 엉덩이둘레 90cm인 사람의 경우, 85÷90=0.944. 내장지방형 비만 판정에 도움이 된다.

- **20세 무렵과의 비교법:** 체중 차이(kg)=현재 몸무게(kg)−20세 무렵의 몸무게(kg)
  몸무게 차이가 5kg 이상이면 숨은 비만일 가능성이 있다고 판정된다.

- **복부 자가확인법:** 하늘을 보고 누워서 가볍게 무릎을 세운다. 긴장을 풀고 배에 힘을 뺀 다음 양손으로 배꼽 좌우의 살을 잡는다. 살이 깊게 잡히면 피하지방형

비만, 피부만 잡히면 내장지방형 비만일 가능성이 크다고 생각할 수 있다. 다만, 체지방이 적정 범위인 사람이나 비만이 아닌 사람에게는 이 확인법이 의미가 없다.

• **배꼽 주위 허리둘레 측정법:** 줄자로 배꼽 주위의 허리둘레를 재는 단순한 방법이지만, 내장지방의 축적 상태를 가장 명확히 판정할 수 있다. 단, 들어간 부분이 아니라 가장 살이 많은 부분의 둘레를 측정하기 바란다.

남성은 90cm 이상, 여성은 85cm 이상이면 내장지방이 축적되었을 위험성이 있다고 판정된다.

※ 내장지방의 축적 상태를 좀 더 자세히 알고 싶은 사람은 복부 CT 검사를 받기 바란다. 비만만으로는 보험이 적용되지 않으므로 비용 등은 병원 등에 문의해야 한다.

다이어트를 하면 내장지방이 증가한다?

다이어트로 감소되는 것은 지방이 아니라 근육

새로운 다이어트법이 나올 때마다 도전하는 사람이 있다. 아마 그 사람은 다이어트가 일상이자 취미처럼 되어버렸는지도 모른다. 반쯤은 즐기는 것이니 괜찮지 않느냐고 할지 모르지만, 의학적으로 보면 다이어트는커녕 자발적으로 살이 빠지기 어려운 체형을 만드는 꼴이므로 역효과라고 할 수밖에 없다.

식사량을 줄이고 운동을 하면 체중은 감소한다. 그러나 대개 다이어트를 시작한 직후에 감소하는 것은 지방이 아니라 몸의 수분이나 근육이다. 수분은 쉽게 사라지지만, 그 후에도 에너지 섭취량이 줄면 몸은 에너지를 가장 많이 소비하는 근육부터 줄이려 한다. 이 또한 인류가 터득한 생존의 지혜이기도 하다. 지방은 그렇게 간단히 연소되지 않는다.

요요로 증가하는 것은 전부 지방이었다!

근육량이 감소하면 몸의 대사가 저하된다. 근육은 열을 발산시키고 에너지를 대량으로 소비하는 조직이기 때문에 감소하면 당연히 에너지

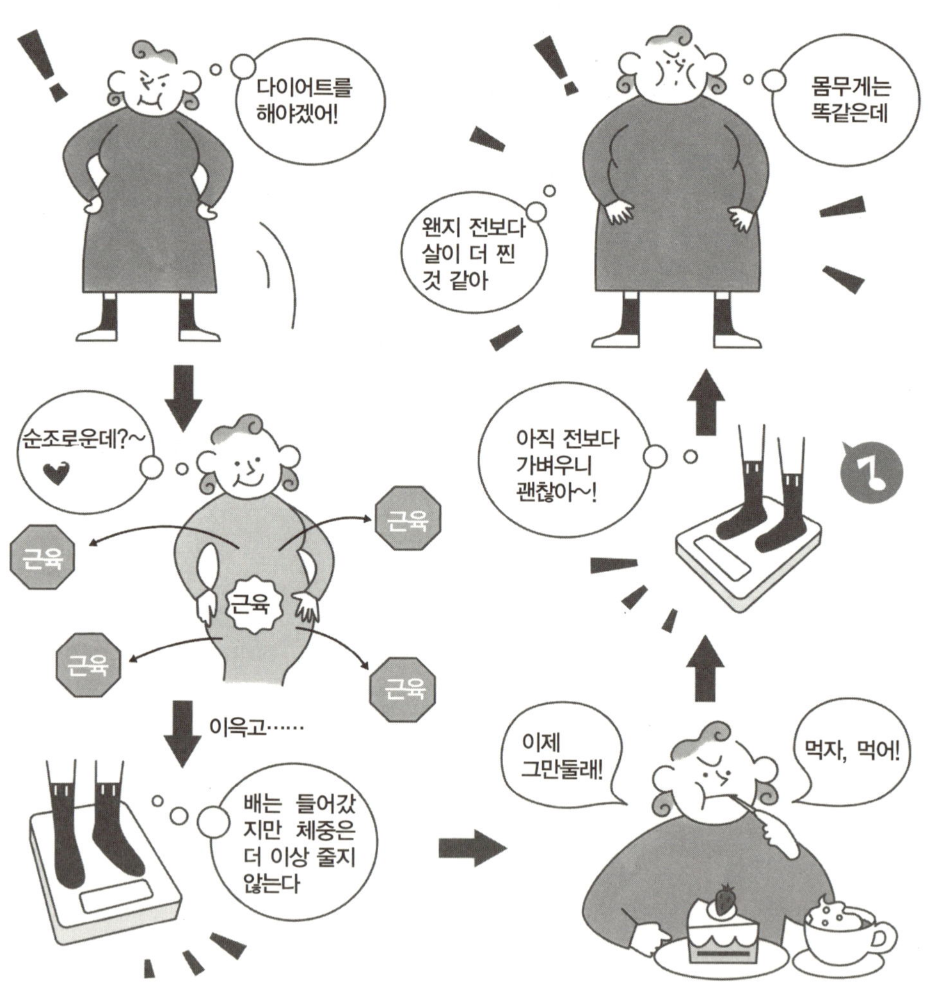
다이어트를 해야겠어!
순조로운데?~
근육
근육
근육
근육
근육
이윽고……
배는 들어갔지만 체중은 더 이상 줄지 않는다
몸무게는 똑같은데
왠지 전보다 살이 더 찐 것 같아
아직 전보다 가벼우니 괜찮아~!
이제 그만둘래!
먹자, 먹어!

의 연소도 감소한다. 다이어트 시작과 함께 순조롭게 체중이 감소해 '이대로만 하면 이번에는 살을 뺄 수 있을 거야!' 라고 기대하지만, 근육의 감소에 따른 대사 저하로 어느 시기가 찾아오면 체중은 그 이상 줄어들지 않는다. 이것이 이른바 정체기로, 대부분 사람은 이 시기를 극복하지 못하고 좌절한다. 이렇게 해서 요요가 시작되는 것이다.

요요가 되어도 몸무게가 원래 상태로 돌아갈 뿐이니 큰 문제는 아니라고 생각한다면 큰 오산이다. 사실 요요로 늘어나는 것은 전부 지방이다.

즉 다이어트를 통해 근육이 감소한 상태에서 지방만 증가하는 것이 요요다. 5kg 감량에 성공했다가 다시 5kg이 늘었다면 근육을 5kg 줄이고 지방을 새로 5kg 늘린 것이 된다.

다이어트의 반복은 살이 빠지지 않는 몸을 만들 뿐

다이어트를 반복하면 그때마다 근육이 줄고 지방이 늘어난다. 이래서는 안 그래도 살을 빼기 어려운 몸이 더욱 살이 빠지기 어려운 상태가 된다. 게다가 다이어트 체험자라면 누구나 실감하듯이, 요요가 나타나면서 종종 다이어트 전의 체중을 초과하고 만다.

다이어트에 좌절한 순간 그 반동으로 과식에 열중하거나 스트레스성 폭식을 하기 때문이다. 그러므로 다이어트는 취미나 재미로 해서는 절대 안 되며 일단 시작하면 확실히 성공해야 한다.

유전적 비만이라고 포기할 이유는 없다

부모의 비만 체질은 분명히 유전되지만……

물만 마셔도 살이 찌고, 친구와 똑같이 다이어트를 해도 자신만 효과가 없는 등 유전적으로 쉽게 살이 찌는 체질이 있다. 이런 사람들은 비만을 운명이라고 생각하며 포기하기도 한다.

분명히 비만은 유전된다는 사실이 확인되었다. 한 통계에서는 부모 모두 살이 찐 경우는 80%, 어머니만 살이 찐 경우는 60%, 아버지만 살이 찐 경우는 40%가 유전된다는 결과가 나왔다. 절대적 자료는 아니지만, 유전될 확률이나 어머니의 체질이 좀 더 유전되기 쉽다는 점 등의 데이터는 나름대로 현실을 반영했다는 생각이 든다.

비만의 유전 메커니즘은 아직 완전히 해명되지는 않았지만, 최근의 연구에서 유전자 단계에서의 변이가 이 메커니즘에 크게 작용한다는 사실이 밝혀졌다.

살찌는 체질, 안 찌는 체질

지방의 저장고인 지방세포에는 지방의 축적을 촉진하는 인슐린과 지방의 분해를 촉진하는 아드레날린의 수용체 등이 있다. 아드레날린이 분

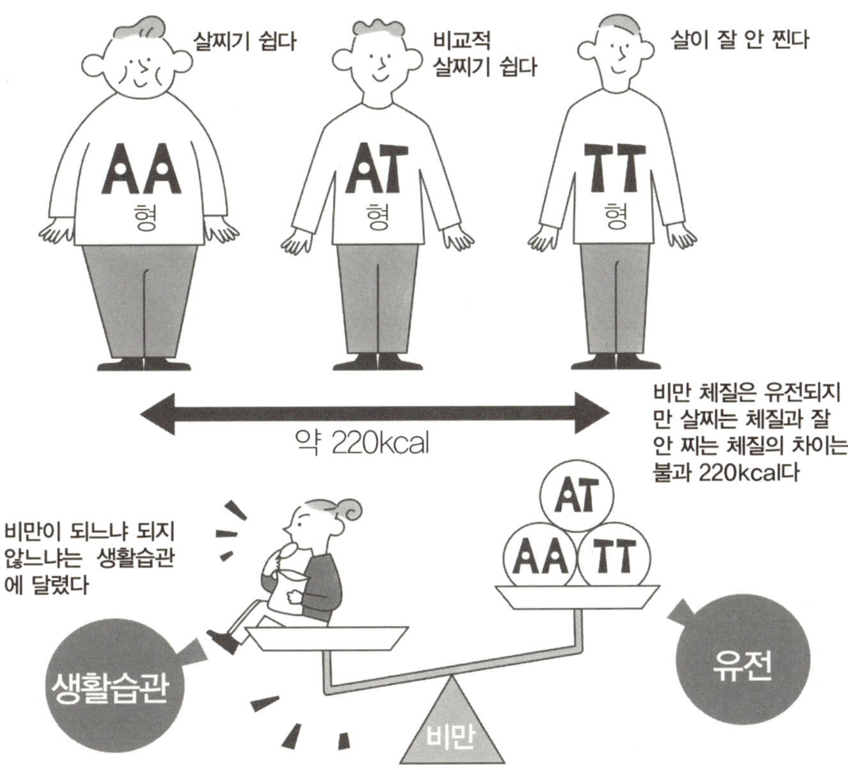

비되면 지방을 분해하지만, 지방세포의 수용체 유전자에 이상이 생기면 아드레날린이 수용체에 들어가지 못해 지방을 분해하지 못한다.

그 원인이 되는 것이 최근 발견된 '베타(β)-3 아드레날린 수용체 유전자' 다. 이것은 지방세포의 분해를 담당하는 유전자 중 하나인데, 이것이 변이되면 아드레날린의 수용에 유전적인 차이를 발생시켜 비만이 되기 쉬운 유형과 그렇지 않은 유형이 결정된다.

변이된 유전자의 형태를 보면, 가장 살찌기 쉬운 'AA형'과 비교적 살이 잘 찌는 'AT형', 살이 잘 찌지 않는 'TT형'의 세 가지로 나뉜다. 한국인은 세 명 중 두 명이 TT형이며, 나머지 한 명은 비만이 되기 쉬운 AA형 혹은 AT형이다.

잘 찌는 체질과 안 찌는 체질, 그 차이는 불과 220kcal

그러나 자신이 TT형이 아니라고 해서 낙담하거나 포기할 필요는 없다. 가장 살이 찌기 쉬운 AA형과 살이 잘 찌지 않는 TT형 사이를 칼로리로 환산해 보면 약 220kcal 정도가 유전자 변이에 따른 차이다. 밥으로 치면 약 1.3그릇, 돈가스 덮밥이라면 4분의 1그릇 정도 차이밖에 되지 않는다. 하루 식사에서 이 정도의 에너지량을 조절하는 것은 어려운 일이 아니다.

비만이 되느냐 되지 않느냐는 유전보다도 생활습관의 비중이 압도적으로 높다는 것이 현대의학의 결론이다. 살이 찌기 쉬운 체질이라고 해서 포기해서는 결코 안 된다.

내장지방은 이런 질병을 유발한다

내장지방의 분비물이 동맥경화를 촉진한다

지금까지 여러 차례 말해왔듯이, 내장지방은 피하지방보다 생활습관병에 걸릴 위험성을 높인다. 이유는 매우 단순하다. 내장지방이 축적되는 내장 주위와 장간막 사이 등에는 혈관이 집중된 탓에 혈관 속 내장지방이 분비하는 악성 생리활성물질(사이토카인)의 영향이 직접적으로 나타나기 때문이다. 이에 대해 구체적인 병명과 함께 살펴보자.

먼저 큰 문제가 되는 것이 동맥경화의 촉진이다. 앞(51페이지)에서도 봤듯이, 내장지방이 늘어나면 생리활성물질인 아디포넥틴이 감소한다. 아디포넥틴에는 혈관벽의 상처를 수복하는 작용이 있기 때문에 아디포넥틴의 감소는 그대로 동맥경화의 촉진을 초래한다. 또 지방세포는 '악성 사이토카인'인 PAI-1이나 HB-EGF 같은 물질을 증가시키는데, 이것도 동맥경화를 초래하는 큰 요인이 된다.

인슐린 활동을 방해해 고혈압과 당뇨병 등의 요인이 된다

내장지방은 또한 안지오텐시노겐이라는 악성 생리활성물질의 분비를 높인다. 이 물질은 혈압을 높이는 작용을 하기 때문에 증가하면 고혈압의 위험을 높이며, 고혈압은 동맥경화를 불러온다. 동맥경화나 고혈압은 그 자체가 문제가 아니라 협심증이나 심근경색 등의 심장병, 뇌출혈이나 뇌경색, 뇌졸중(뇌출혈이나 뇌경색) 등 생명을 위협하는 생활습관병을 일으키는 원인이 되므로 주의가 필요하다.

게다가 내장지방은 인슐린의 활동을 방해한다. 인슐린은 앞에서도 살펴봤듯이 췌장에서 분비되는 호르몬으로, 혈액 속의 포도당에 작용해 몸속의 당대사를 정상으로 유지시키는 일을 하는데, 이 활동이 방해를 받으면 고혈당 상태를 초래하게 된다.

내장지방이 늘어나면 생리활성물질인 아디포넥틴이 감소하고 악성인 'TNF-α'가 증가한다. 아디포넥틴은 인슐린의 활동을 도와 효력을 높이는 작용을 하는 반면, TNF-α는 인슐린 저항성을 높이는 작용을 한다. 따라서 아디포넥틴의 감소와 TNF-α의 증가는 양쪽 모두 고혈당을 촉진해 당뇨병을 발병시키는 큰 요인이 된다.

고지혈증의 진행에 반비례하여 좋은 콜레스테롤이 감소한다

내장지방이 많은 상태는 곧 중성지방과 콜레스테롤이 많은 상태이므로 혈액 속 지질이 비정상적으로 높은 고지혈증이 될 위험성이 높다. 그리고 이에 반비례하듯이 고밀도 콜레스테롤이 감소하는 저밀도 콜레스테롤 혈증이 진행된다. 이러한 증상은 다른 위험 인자와 복합되어 위험한 동맥경화를 진행시킨다.

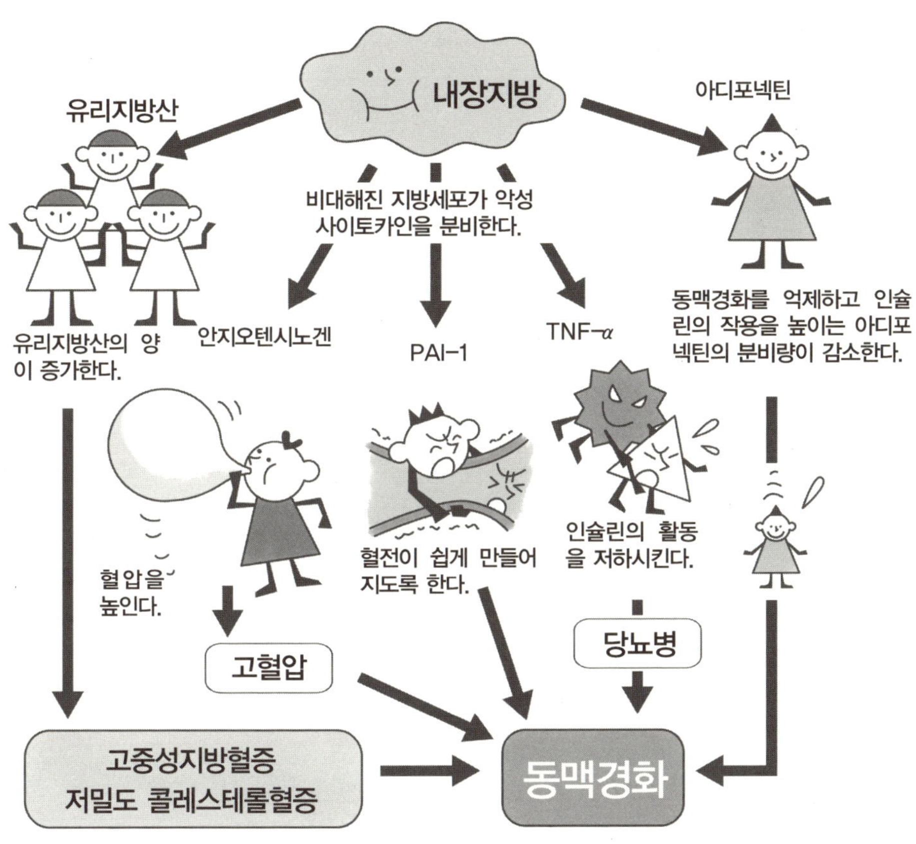
유리지방산
내장지방
아디포넥틴
비대해진 지방세포가 악성
사이토카인을 분비한다.
유리지방산의 양
이 증가한다.
안지오텐시노겐
PAI-1
TNF-α
동맥경화를 억제하고 인슐
린의 작용을 높이는 아디포
넥틴의 분비량이 감소한다.
혈압을
높인다.
혈전이 쉽게 만들어
지도록 한다.
인슐린의 활동
을 저하시킨다.
고혈압
당뇨병
고중성지방혈증
저밀도 콜레스테롤혈증
동맥경화

가장 무서운 동맥경화

현대인의 사망 원인 중 2, 3위는 동맥경화에서 시작된다

현대인의 3대 사망 원인은 암, 심장병, 뇌졸중으로 전체의 60% 가까이 차지한다. 암은 다양한 장기와 기관에 발생하기 때문에 수가 많지만, 심장병과 뇌졸중을 합치면 암에 필적할 만큼의 비율이 된다. 특히 한국 여성 사망원인 1위는 심혈관 질환이다.

심장병에 따른 사인의 대부분을 차지하는 것이 심근경색과 협심증으로, 양쪽 모두 심장의 관상동맥의 동맥경화가 주된 원인이다.

뇌졸중의 경우, 양질의 단백질을 많이 섭취하고 염분 섭취를 줄이자는 인식이 퍼지는 등 고혈압의 개선과 치료가 진행되면서 그 발생 비율은 서서히 감소하는 경향을 보이고 있으나 동맥경화가 주된 원인인 뇌경색은 확실히 증가하는 경향을 띠고 있다.

이처럼 현대인의 사망 원인 중 2위와 3위를 차지하는 질환의 주요 원인은 동맥경화이다.

고혈압과 저밀도 콜레스테롤 등이 동맥경화를 촉진한다

동맥경화란 그 이름처럼 혈관(동맥)이 탄력을 잃고 약해진 상태를 말

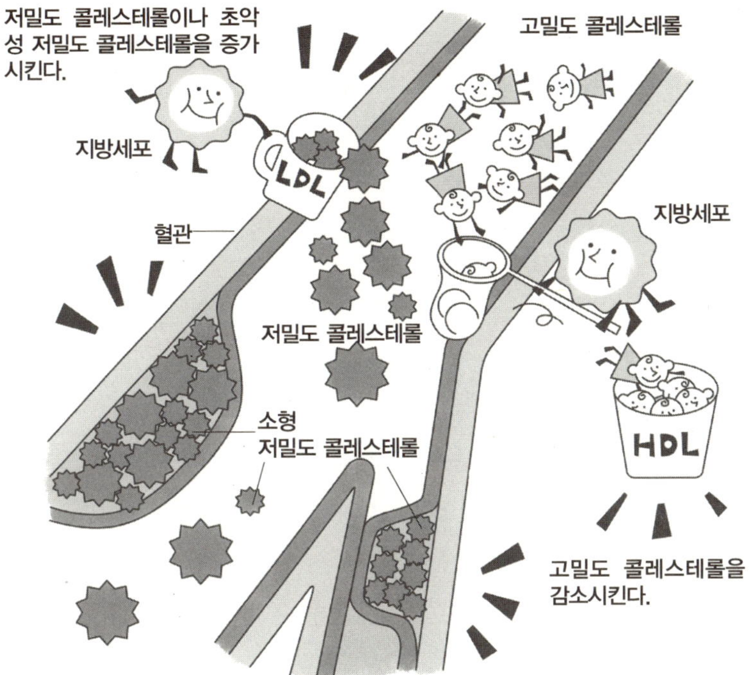

저밀도 콜레스테롤이나 소형 저밀도 콜레스테롤은 혈관벽에 쌓여 죽상동맥경화를 일으킨다

한다. 증상에 따라 여러 가지 종류로 나눌 수 있는데, 가장 일반적인 것이 '죽상동맥경화' 이다. 이것은 혈중 콜레스테롤이 혈관벽에 쌓여 혈액의 순환을 방해하고 경우에 따라서는 폐색을 일으키기도 한다.

동맥경화의 원인에는 ① 나이를 먹는 데 따른 혈관의 노화 ② 고혈압에 따른 혈관 장애 ③ 콜레스테롤의 이상(좋은 콜레스테롤의 감소와 나쁜 콜레스테롤의 증가) 등 여러 가지가 있다. 이 중 노화는 자연스러운 현상이기 때문에 어쩔 도리가 없지만, 그 밖에는 모두 비만에 따른 지방세포의 증가와 내장지방의 축적이 큰 요인이다.

초악성 소형 저밀도 콜레스테롤

앞에서도 살펴봤듯이, 지방세포는 고밀도 콜레스테롤을 줄이는 작용을 한다. 고밀도 콜레스테롤은 혈관벽에 쌓인 콜레스테롤을 분해해 간으로 되돌리는 일을 하므로 감소하면 동맥경화가 진행된다.

최근에 특히 주목받고 있는 것이 '초악성'이라고 불리는 소형 저밀도 콜레스테롤인데, 이 콜레스테롤은 '작고 밀도가 높은(small dense) 초악성 소형 저밀도 콜레스테롤(LDL)'이라고도 한다. 저밀도 콜레스테롤보다 더 작은 이 콜레스테롤은 혈관벽에 쉽게 들어갈 수 있고 게다가 쉽게 산화되기 때문에 동맥경화를 더욱 빠르게 진행시킨다. 내장지방이 축적된 사람일수록 소형 콜레스테롤의 혈중 농도가 높다는 사실이 알려졌다.

동맥경화는 목숨을 위협하는 심장병과 뇌졸중을 유발하는 원인이 되며, 그 동맥경화를 촉진하는 것이 바로 증가한 지방세포이다.

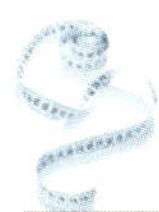

체중의 변화보다 허리둘레에 더 신경써야

국내 BMI(체질량지수) 25 이상의 비만 인구 비율이 1995년 국민건강영양조사 당시 13.9%에서 2008년 30.7%로 급증하였다. 이는 비만 인구가 매년 1~1.5% 정도씩 증가한 셈이다. 비만이 한국인의 주요 사망원인 질병인 뇌졸중, 심장질환, 암, 당뇨병 등과 관련 있다는 사실이 속속 드러나면서 비만은 이제 단순 질병이 아닌 국가적 퇴치 대상으로 여겨지고 있다.

한국인의 비만 인구는 서구에 비해 상대적으로 낮다. 하지만 비만과 관련된 질환들인 고혈압, 고혈당, 고중성지방혈증, 고밀도 콜레스테롤혈증은 미국과 유사하게 높게 나타난다. 이 같은 현상은 아시아인이 백인들에 비해 복부비만, 특히 내장지방의 양이 상대적으로 많기 때문으로 분석되고 있다.

특히 알코올은 그 자체가 지방으로 축적되는 것이 아니라 지방이 에너지원으로 쓰이는 것을 억제하고 근육량을 줄어들게 하기 때문에 체중계의 눈금이 크게 변하지 않더라도 지방대사의 교란으로 내장에 지방을 축적시킨다. 그러므로 체중계의 변화보다 허리둘레의 눈금 변화에 더 신경 써야 한다.

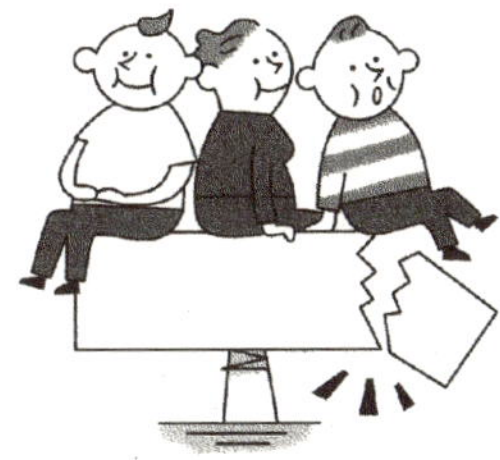

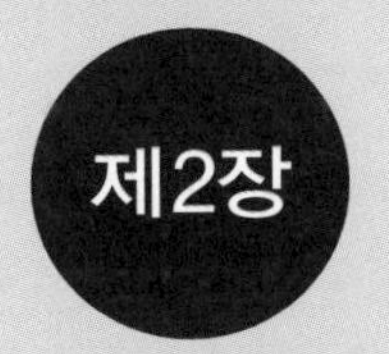

'내장지방'이 유발하는 무서운 병

무서운 대사증후군

내장지방을 중심으로 위험 인자가 모인다

비만이 각종 생활습관병의 온상이라는 것은 일반인들에게도 의학적인 상식으로 널리 알려졌다. 그런 가운데 최근 '대사증후군(내장지방 증후군)'이라는 귀에 익지 않은 이름의 증후군이 떠들썩하게 부각되고 있다. 이것은 내장지방형 비만을 중심으로 몇 가지 위험 인자가 모인 상태를 가리키는 새로운 질환 개념이다.

대사증후군에 걸리면 심장병이나 뇌졸중에 걸릴 위험성이 단숨에 높아진다. 게다가 건강한 사람보다 무려 30배 이상이라는 믿기 어려울 만큼 높은 확률로 치솟는 경우도 드물지 않다. 이처럼 대사증후군을 일으키는 위험 인자의 중심에 있는 것은 비만, 그것도 내장지방형 비만이므로 이제 비만은 단순한 차원의 문제가 아닌 것이다.

위험 인자가 늘어날 때마다 심장병의 확률이 5~30배로 급증

대사증후군의 위험 인자는 ① 내장지방형 비만(복부비만) ② 고지혈증 ③ 고혈압 ④ 고혈당(당뇨병 예비군 포함)의 네 가지다. 자세한 수치 등은 다음에서 설명하겠지만, 이러한 위험 인자 중에서 ①의 내장지방형 비만을 포함해 세 가지 이상의 위험 인자가 있으면 대사증후군으로 진단된다. 대사증후군의 위험 인자를 가진 사람은 위험 인자가 없는 사람보다 협심증이나 심근경색 등 심장병에 걸릴 위험이 크다. 한 조사에 따르면 위험 인자가 하나인 사람은 약 5배, 두 개인 사람은 약 10배, 3~4개인 사람은 무려 31배나 높다는 결과가 나왔다. 협심증이나 심근경색 등의 심장병은 관상동맥질환의 하나로 동맥경화가 그 원인이므로, 이 조사 결과는 위험 인자가 복합됨으로써 동맥경화의 진행이 가속됨을 보여주는 것이다.

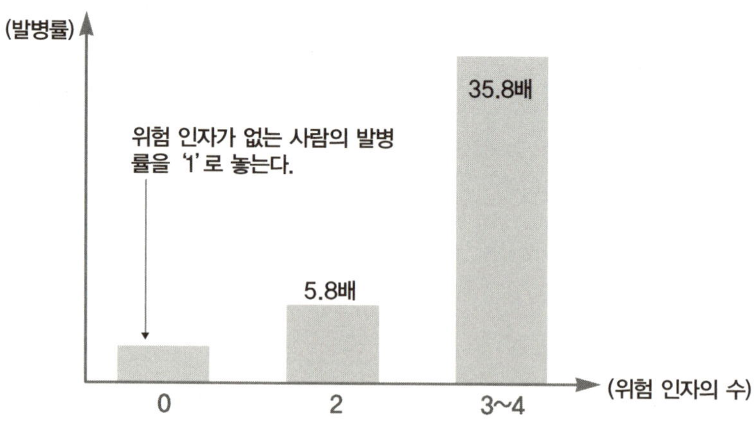

일본 〈숙주 요인과 동맥경화성 질환에 관한 연구 1995〉에서

각각의 작은 위험 인자가 합쳐지면 위험도 상승

게다가 이 조사 결과를 보면 이들 위험 인자는 상태가 아주 가벼운 경우가 많았다고 한다. 실제로 활기차게 일하는 사람을 대상으로 한 조사이므로 당연하다고도 할 수 있다. 하지만 사실 이것이 대사증후군의 무서운 점이다. 각 위험 인자의 상태가 본격적인 치료가 필요할 정도가 아니라면 사람들은 대부분 그다지 신경을 쓰지 않는다. 중년이 넘으면 질병 한두 가지 정도 있는 것은 당연하다고 여긴다. 그러나 위험 인자가 서로 관계하면서 복합됨에 따라 중대한 질환을 초래하는 것이 대사증후군이며, 바로 그 중심에 내장지방형 비만이 있다.

대사증후군의 진단 기준

고혈압, 당뇨병이 아니어도 진단 기준에 해당된다

현대인에게 맞춘 대사증후군 진단 기준은 다음과 같다. 내장지방형 비만은 어디까지나 복부비만만 문제 삼기 때문에 BMI 등 다른 비만 기준은 적용되지 않는다(70페이지 참조).

고지혈증은 중성지방 수치와 고밀도 콜레스테롤 수치로 판정한다. 의문을 느끼는 사람도 많겠지만, 총 콜레스테롤 수치나 저밀도 콜레스테롤 수치 등은 진단 기준에 들어가지 않는다(101페이지 참조).

고혈압은 일반적인 혈압 진단 기준에서는 '정상 고위험 경계 혈압'으로 분류되는 수준이 기준이 된다. 이것은 고혈압과 정상 혈압 사이의 수치로, 혈압에 대한 세계 의학계의 엄격한 자세가 엿보인다.

고혈당은 이른바 당뇨병 예비군으로 불리는 '경계형'의 수치를 기준으로 삼는다.

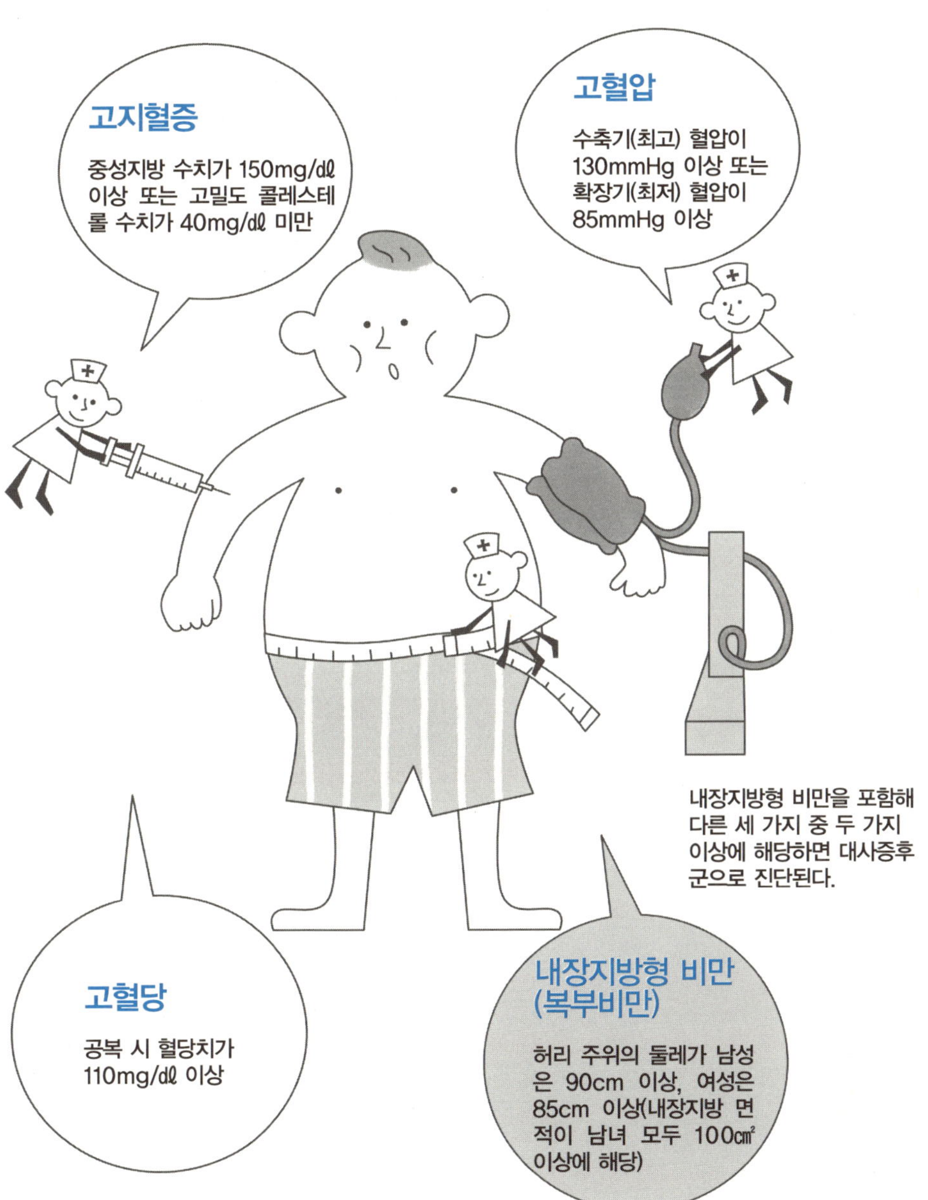
고지혈증
중성지방 수치가 150mg/dl 이상 또는 고밀도 콜레스테롤 수치가 40mg/dl 미만
고혈압
수축기(최고) 혈압이 130mmHg 이상 또는 확장기(최저) 혈압이 85mmHg 이상
내장지방형 비만을 포함해 다른 세 가지 중 두 가지 이상에 해당하면 대사증후군으로 진단된다.
고혈당
공복 시 혈당치가 110mg/dl 이상
내장지방형 비만 (복부비만)
허리 주위의 둘레가 남성은 90cm 이상, 여성은 85cm 이상(내장지방 면적이 남녀 모두 100㎠ 이상에 해당)

대사증후군이 발생하는 메커니즘

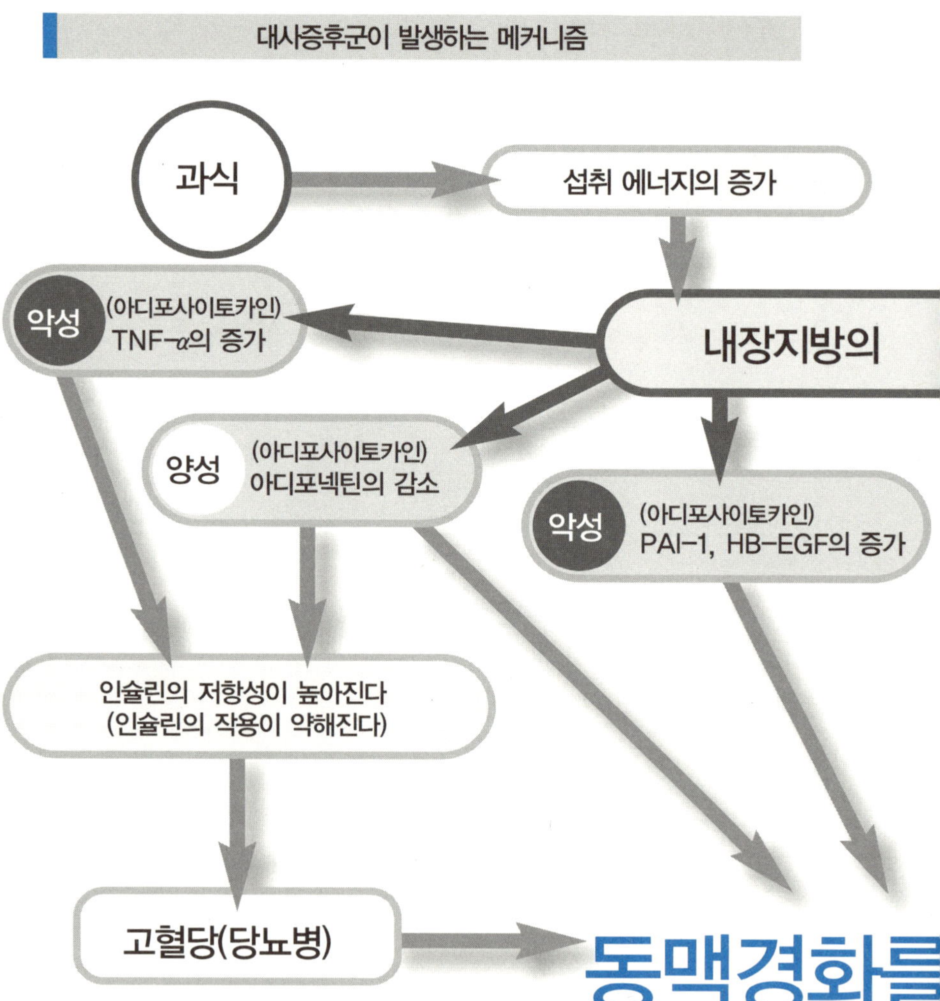

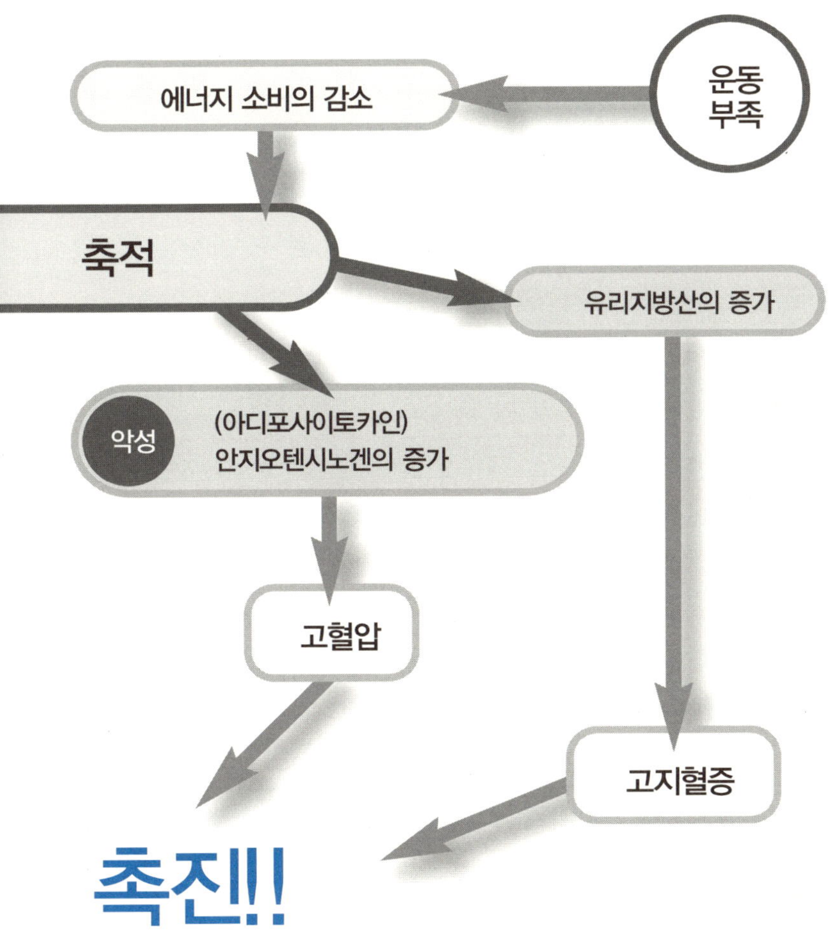
고중성지방혈증
저밀도 콜레스테롤혈증
운동 부족
에너지 소비의 감소
축적
유리지방산의 증가
악성
(아디포사이토카인)
안지오텐시노겐의 증가
고혈압
고지혈증
촉진!!

내장지방은 위험 인자를 발생시키는 도화선

대사증후군은 다양한 요인에서 발생하는데, 과식과 운동 부족이 원인이 되는 생활습관이 가장 큰 문제다. 이러한 생활습관은 섭취 에너지의 과잉과 소비 에너지의 감소를 초래해 비만을 유발한다. 체지방이 축적되는 부위는 나이와 성별, 나아가서는 체질 등에 따라 다르지만 내장지방형 비만(복부지방)이 되면 문제는 단숨에 심각해진다. 즉 내장지방은 대사증후군 위험 인자를 차례차례 발생시키고 건강을 위협하는 도화선이라 할 수 있다.

내장지방이 분비하는 사이토카인이 원흉

내장지방이야말로 모든 문제의 근원이다. 내장에 축적된 지방세포는 위와 같이 각종 아디포사이토카인(생리활성물질)을 분비하고, 이것이 대사증후군의 위험 인자를 유발하고 악화시킨다. 내장지방의 축적이 모든 문제의 근원이라면, 여기에서 분비되는 아디포사이토카인은 위험 인자 증폭의 원흉이라고 할 수 있다.

동맥경화의 가장 큰 원인은 내장지방

내장지방은 강의 상류와 같아 하류에 지대한 영향을 끼친다

앞의 '대사증후군이 발생하는 메커니즘'에서도 확실히 알 수 있듯이, 내장지방은 동맥경화를 촉진하는 중심적인 역할을 한다. 이것을 강에 비유하자면 내장지방은 강의 최상류에 해당한다. 이곳이 오염됨에 따라 하류로 갈수록 더욱 오염되고, 그 결과 하구 부근은 오염된 진흙이 두껍게 침전된 최악의 상태가 되고 만다.

강을 아름답게 유지하는 것도, 건강을 유지하는 것도 그 기본은 똑같다. 바로 최초의 그리고 최대의 위험 인자를 차단하는 것이다.

내장지방은 활발히 분해, 합성되어 온몸에 악영향을 끼친다

내장지방의 축적 상황을 정확히 알아보려면 CT 검사가 필요하다. 복부의 단면 사진에서 내장 조직이 차지하는 면적을 계산해 $100cm^2$가 넘으면 내장지방형 복부 비만으로 판단할 수 있다. 그러나 내장지방만을 검사하기 위해 큰 병원에 가서 CT 검사를 받는 사람은 거의 없을 것이다. 그래서 이미 여러 차례 소개한 바 있는 배꼽 주위의 허리둘레를 재는 방법을 추천하는 것이다.

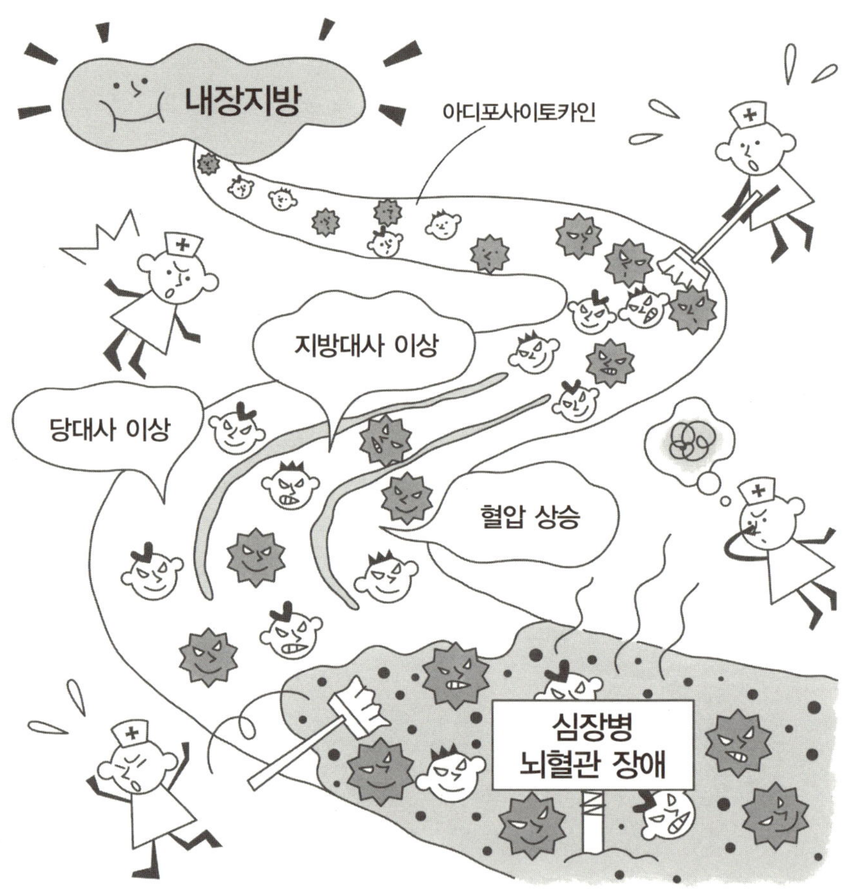
내장지방
아디포사이토카인
지방대사 이상
당대사 이상
혈압 상승
심장병
뇌혈관 장애

내장지방은 피하지방보다 분해와 합성이 빨라 쉽게 쌓이는 반면, 없애기도 쉬운 특성이 있다. 잘 쌓이지 않고 없애기도 어려운 피하지방이 '정기예금'이라면, 내장지방은 입출금이 쉬운 '보통예금'인 것이다. 내장지방은 그만큼 활발한 지방이다.

게다가 지방이 축적되는 장소인 내장 주위나 장간막 사이에는 모세혈관이 촘촘하게 지나가기 때문에 지방세포에서 분비된 악성 아디포사이토카인 등이 혈관벽을 통해 침투해 순식간에 온몸에 악영향을 끼친다. 아디포사이토카인은 앞에서 소개했듯이 종류도 다양하다. 이것들의 영향으로 대사증후군의 위험 인자는 점점 악화되어 동맥경화를 촉진한다.

지방세포는 '인체 최대의 내분비 장기'

제1장에서도 다뤘지만 체지방의 근원이 되는 지방세포*는 단순한 지방 저장고가 아니라 활발히 아디포사이토카인을 분비하는 '인체 최대의 내분비 장기'임이 밝혀졌다. 게다가 몸무게 70kg에 체지방이 30%인 사람이라면 지방 조직의 무게는 21kg이나 된다. '인체 최대의 장기'라는 간장의 무게가 성인 평균 1.2~1.4kg임을 생각하면 지방세포의 크기는 그것과 차원이 다르다. 그만큼 영향력도 당연히 크다고 할 수 있다.

---

* 지방 조직 1kg이 7,200kcal이므로 20kg이면 1만4,400kcal라는 엄청난 에너지를 축적하는 셈이다.

저밀도 콜레스테롤은 단독으로 동맥경화를 촉진한다

대사증후군의 진단 기준 중 고지혈증과 관련된 두 항목은 중성지방 수치와 고밀도 콜레스테롤 수치이다. 고지혈증의 진단 기준으로는 다음 페이지에 나와 있듯이 네 가지가 있다. 예를 들어 저밀도 콜레스테롤혈증이 동맥경화를 촉진하는 커다란 원인이라는 것은 의학적인 상식이다.

저밀도 콜레스테롤이 동맥경화를 촉진하는 메커니즘은 다음에서 자세히 설명하겠지만, 저밀도 콜레스테롤의 이러한 작용은 고혈압이나 고혈당(당뇨병)과는 관계가 없으며 어디까지나 독자적인 활동의 결과임을 알 수 있다. 다시 말해 저밀도 콜레스테롤의 악행은 대사증후군의 위험 인자와 결합된 결과가 아니라 '단독 범행'인 것이다.

고중성지방과 저밀도 콜레스테롤은 다른 위험 인자와 관련성이 강하다

물론 그렇다고 해서 안심해도 된다는 말은 아니며, 건강진단 결과 저밀도 콜레스테롤 수치가 높으면 어떻게든 낮추려고 노력해야 한다. 다만 상호 연관해 동맥경화의 위험성을 높이는 대사증후군의 위험 인

<table>
<tr><td colspan="2" style="text-align:center">고지혈증의 진단 기준(2002년 개정)</td></tr>
<tr><td>저밀도 콜레스테롤혈증</td><td>혈청 총 콜레스테롤 수치 240mg/㎗ 이상
혈청 LDL콜레스테롤 수치 160mg/㎗ 이상</td></tr>
<tr><td>경계역 저밀도 콜레스테롤혈증</td><td>혈청 총 콜레스테롤 수치
200~239mg/㎗ 이상
혈청 LDL콜레스테롤 수치
130~159mg/㎗ 이상</td></tr>
<tr><td>고밀도 콜레스테롤혈증*</td><td>혈청 HDL콜레스테롤 수치 40mg/㎗ 미만(남성)
50mg/㎗ 이상(여성)</td></tr>
<tr><td>고중성지방혈증*</td><td>혈청 중성지방 수치 150mg/㎗ 이상</td></tr>
</table>

* 표시는 대사증후군의 진단 기준

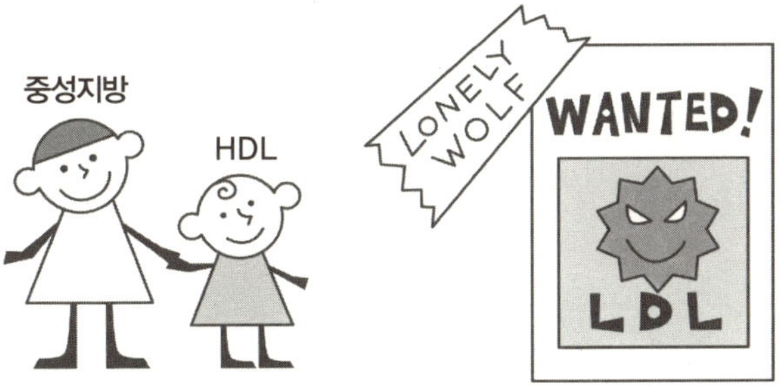

자에는 해당하지 않는다는 의미일 뿐이다.

악성인 저밀도 콜레스테롤(LDL)이 단독으로 악행을 저지르는 데 비해 중성지방의 증가와 양성인 고밀도 콜레스테롤(HDL)의 저하는 대사증후군의 다른 위험 인자와 관계하면서 동맥경화를 촉진한다.

그리고 가장 경계해야 하는 것은 내장지방과의 관계다.

내장지방이 증가하면 여기에서 분해되어 생기는 유리지방산이 늘어나며, 그것이 중성지방을 만드는 근원이 된다. 즉 내장지방이 늘어나면 유리지방산이 증가하고, 그 결과 중성지방이 증가한다. 이렇게 해서 말 그대로 지방이 지방을 부르는 악순환이 탄생하는 것이다.

중성지방이 증가하면 HDL은 감소한다

게다가 중성지방의 양과 고밀도 콜레스테롤(HDL)의 양은 반비례한다는 사실이 알려졌다. 가령 혈당치가 올라가면 인슐린 저항성이 높아지는데, 그 결과 중성지방을 분해하는 리파아제라는 효소의 활동이 약해져 중성지방의 양은 증가한다는 사실이 밝혀졌다.

사실 고밀도 콜레스테롤은 중성지방이 분해되어 생기는 산물에서 만들어진다. 중성지방이 분해되지 않고 계속 증가하면 고밀도 콜레스테롤의 재료가 만들어지지 않으므로 결과적으로 고밀도 콜레스테롤의 양이 감소하는 것이다.

※ 저밀도 콜레스테롤(LDL) 수치를 구하는 간단한 공식(고중성지방혈증이 높을 때는 맞지 않음):
LDL=총 콜레스테롤−(0.2×중성지방)−고밀도 콜레스테롤(HDL)

고지혈증이 동맥경화를 촉진한다

혈관벽으로 들어간 저밀도 콜레스테롤이 덩어리를 만든다

　내장지방의 축적은 혈액 속에 지질이 비정상적으로 많아지는 고지혈증의 커다란 원인이 된다. 고지혈증은 대사증후군의 위험 인자 중 하나로, 동맥경화를 일으키는 가장 큰 원인이다.

　동맥경화에는 몇 가지 종류가 있는데, 일반적으로는 죽상동맥경화(아테롬성 동맥경화)를 가리킨다. 이는 동맥벽의 내막에 죽상 덩어리가 생기는 것으로, 이 덩어리를 아테롬(죽종)이라고 부른다. 아테롬은 혈액 속을 흐르는 악성 저밀도 콜레스테롤(LDL)이 혈관벽의 내막으로 들어가 만들어진다. 내막의 내피 세포로 들어간 저밀도 콜레스테롤은 어떤 원인으로 산화되어 '산화 LDL'로 변화한다. 그러면 몸속의 '청소부' 인 대식세포(macrophage)라는 세포가 이를 유해 물질로 간주하고 먹어 버린다. 대식세포는 먹은 산화 LDL을 분해해 자신의 내부에 콜레스테롤을 점점 쌓아 나간다. 그 결과 '포말세포(관 모양이 아닌 공 모양)'라고 부르는 것이 생기는데, 그 안에는 콜레스테롤이 가득 채워지게 된다. 이 포말세포가 모인 것이 바로 아테롬이다.

● 혈관벽의 구조

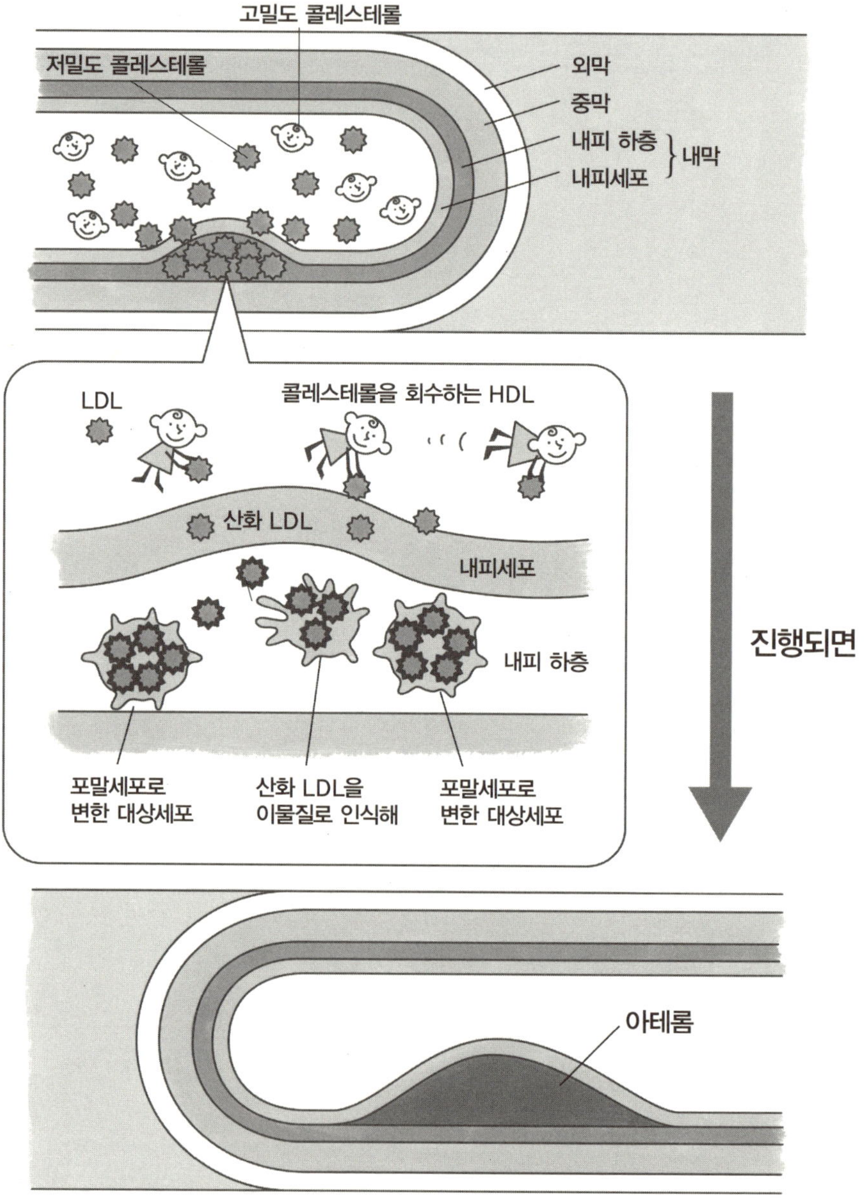

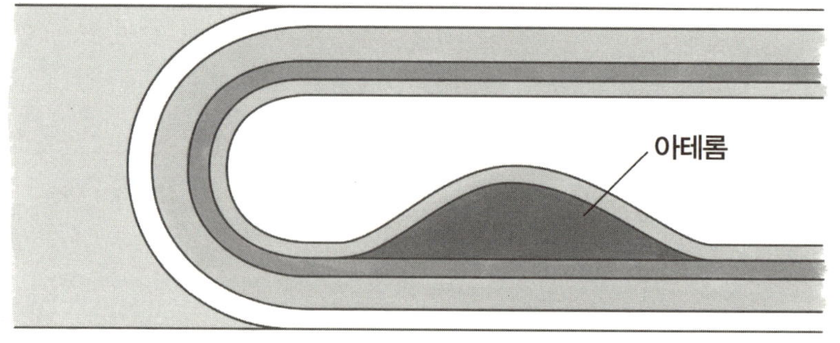

아테롬(죽종)이 생기면 혈관벽이 두꺼워져 혈관 내부가 좁아지며,
그 결과 혈액의 흐름이 나빠진다. 또한 혈관 자체가 굳어지고 약해진다

최근 '초악성'이라고 불리는 '소형 LDL'(82페이지 참조)이 특히 주목을 받고 있는데, 그것은 크기가 작아 동맥벽 속으로 쉽게 침투할 수 있으며 산화도 쉽게 되어 한층 더 위험하다.

양성인 고밀도 콜레스테롤은 콜레스테롤을 간으로 돌려보낸다

이러한 저밀도 콜레스테롤의 작용을 막는 것이 같은 콜레스테롤의 일종인 양성 고밀도 콜레스테롤이다. 고밀도 콜레스테롤은 혈관 벽에 쌓인 콜레스테롤을 회수해 간장으로 돌려보내는 작용을 한다. 저밀도 콜레스테롤이 많은 고콜레스테롤혈증인 사람은 물론 저밀도 콜레스테롤이 정상 범위라 해도 고밀도 콜레스테롤이 적은 사람은 동맥경화의 위험성이 높으므로 주의해야 한다.

고지혈증은 고밀도, 저밀도 콜레스테롤과 중성지방의 수치 차이에 따라 개선

지질은 혈액 속에 리포단백질로 존재한다

고지혈증의 진단 기준은 101페이지에 나온 대로인데, 특히 주의해야 할 것은 동맥경화를 촉진하는 저밀도 콜레스테롤과 중성지방 그리고 동맥경화를 억제해 주는 고밀도 콜레스테롤의 수치다. 같은 고지혈증이라도 이들 수치의 차이에 따라 개선책도 달라진다.

고지혈증은 혈액 속 지질이 비정상적으로 증가한 상태인데, 혈액의 성분은 대부분이 물이기 때문에 콜레스테롤이나 중성지방 같은 지질은 그대로는 혈액 속의 물과 섞이지 못한다. 그래서 '아포단백질'과 결합해 '리포단백질*'이라는 물질이 됨으로써 혈액 속에 존재한다.

양성 · 악성의 차이는 아포단백질이 결정한다

아포단백질은 리포단백질의 표면에 있으며 종류도 여러 가지가 있다. 가령 양성 고밀도 콜레스테롤의 표면을 뒤덮고 있는 '아포A'는 혈액 속에 쌓여 있는 저밀도 콜레스테롤 등 불필요한 콜레스테롤을 거두

---

* 리포단백질은 전기영동이라는 방법으로 측정한 비중의 차이에 따라 고밀도(HDL), 저밀도(LDL), 초저밀도(VLDL) 등으로 나뉜다.

어들이는 성질이 있다. 반대로 저밀도 콜레스테롤의 표면에 있는 '아포B' 에는 콜레스테롤을 점점 몸속으로 운반하는 성질이 있다.

지질이 혈액 속에 녹아 들어가도록 '변신' 시키는 아포단백질에는 다음과 같은 종류가 있다.

• HDL: 이른바 양성. 혈관벽에 쌓인 여분의 콜레스테롤을 거두어 들여 간으로 돌려보내는 작용을 한다.

주요 리포단백질과 그 특징

종류와 구성 성분	비중	특징
킬로미크론 인산 6% 콜레스테롤 7% 중성지방 85% 단백질 2%	0.96 미만	음식물에서 흡수한 지질(중성지방이 85%를 차지)을 간장으로 운반한다. 콜레스테롤을 소장에서 혈액 속으로 옮긴다. 소장에서 만들어진다.
초저밀도 리포단백질(VLDL) 인산 18% 콜레스테롤 19% 중성지방 55% 단백질 8%	0.96~1.006	간장 내부에서 합성된 지질을 온몸으로 운반한다. 고중성지방혈증이 될 경우 증가한다. 간장에서 만들어진다.
저밀도 리포단백질(LDL) 인산 22% 콜레스테롤 45% 중성지방 10% 단백질 23%	1.019~1.063	콜레스테롤을 온몸의 조직으로 운반하지만, 남아도는 분량을 동맥의 혈관벽에 남겨 놓는다. VLDL에서 중성지방이 혈액 속으로 나가고 콜레스테롤 등이 남는다.
고밀도 리포단백질(HDL) 콜레스테롤 20% 인산 25% 중성지방 5% 단백질 50%	1.063~1.210	혈액 속의 불필요한 콜레스테롤을 회수해 간장으로 되돌리는 'HDL 콜레스테롤'을 함유하고 있어 동맥경화를 억제하는 작용을 한다. 간장이나 소장, 혈액 속에서 만들어진다.

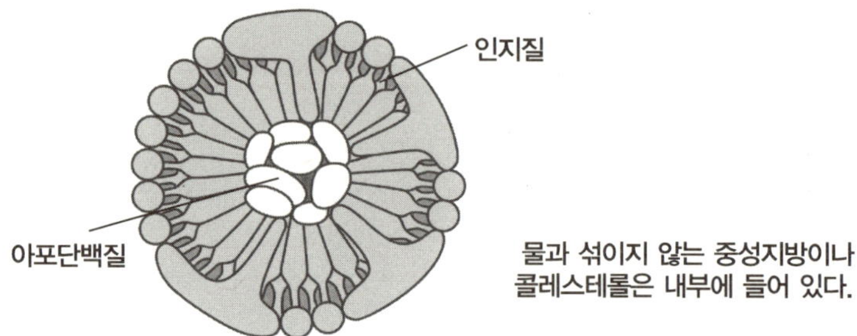

- **LDL:** 악성. 혈관벽의 내부로 들어가는 등 동맥경화를 가장 강력하게 촉진한다.
- **VLDL:** 중성지방을 많이 포함하고 있으며, LDL에 이어 동맥경화를 진행하는 작용을 한다(very low densihy lipoprotein).
- **킬로미크론:** 중성지방을 포함하고 있지만 VLDL만큼 동맥경화 촉진 작용을 하지는 않는다(chylomicron).

고지혈증을 예방·개선하는 최선의 방법은 내장지방을 퇴치하는 것

이와 같이 리포단백질의 형태로 지질이 혈액 속에 비정상적으로 많아지는 것이 고지혈증이다. 많은 동맥경화 촉진 물질 가운데 고밀도 콜레스테롤만은 동맥경화를 억제하는 작용을 한다. 그러나 고밀도 콜레스테롤은 중성지방의 양과 반비례의 관계에 있기 때문에 내장지방이 축적되어 중성지방이 늘어나면 반대로 감소한다(102페이지 참조). 또 혈중 지질 중 내장지방과 관계가 깊은 것도 고밀도 콜레스테롤과 중성지방이다. 그러므로 내장지방을 퇴치하는 것이 고지혈증을 예방·개선하는 최고의 방법이기도 하다.

내장지방과 혈압은 밀접한 관계에 있다

혈압 상승의 여덟 가지 원인

혈압이 높은 상태가 계속되면 흐름이 빠른 혈액이 혈관벽에 필요 이상으로 강하게 부딪쳐 큰 부담을 준다. 이것이 원인이 되어 혈관이 팽창하는 등의 변형을 일으키거나 딱딱해지고 약해져 동맥경화를 유발한다. 또 혈관이 동맥경화를 일으켜 약해지거나 내부가 좁아지면 심장은 강한 압력을 가해 혈액을 흘려보내려 한다. 따라서 혈압은 당연히 상승한다. 고혈압과 동맥경화는 서로 원인이자 결과라는 밀접한 관계에 있는 것이다.

고혈압을 유발하는 주요 원인으로는 ① 유전 ② 나이 듦 ③ 지나친 염분 섭취 ④ 운동 부족 ⑤ 스트레스 ⑥ 성격 ⑦ 기온(추위) ⑧ 비만 등 여덟 가지를 생각할 수 있으며, 이러한 여러 원인이 모자이크처럼 복잡하게 얽혀 고혈압을 낳는다. 예를 들어 지나친 염분 섭취의 경우, 일본인 전체가 염분 과잉 섭취를 삼가면 현재 약 3,000만 명에 이른다고 하는 고혈압 환자 중 약 1,000만 명은 정상 혈압으로 되돌아올 것이라는 한 의학적 통계 자료도 있을 정도다.

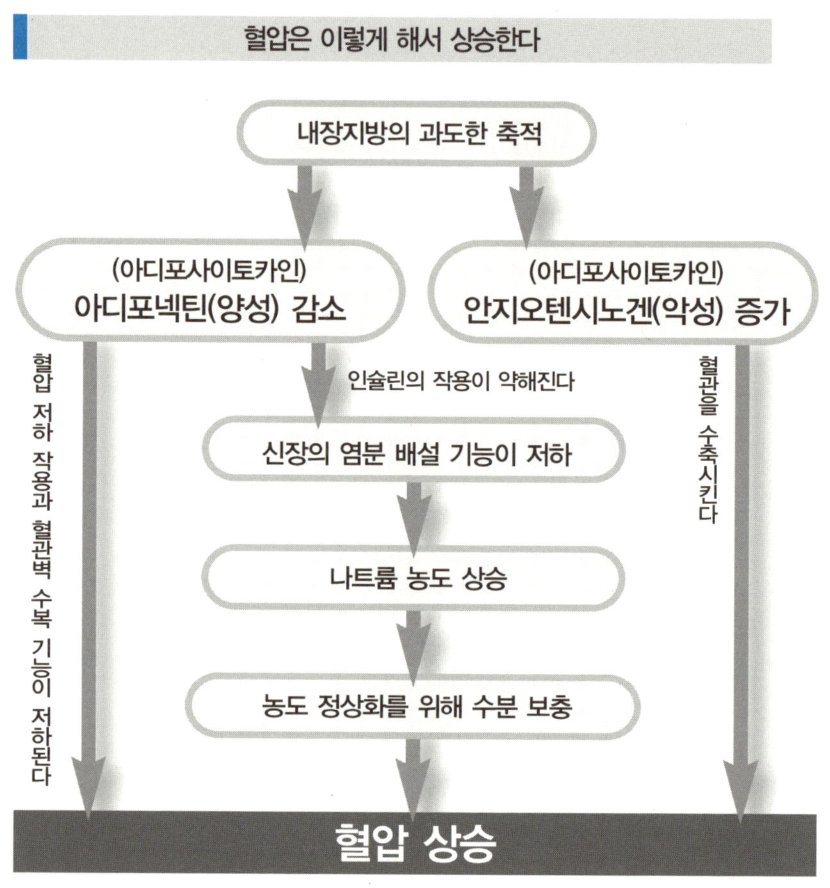

내장지방이 분비하는 아디포넥틴이 혈압 상승을 유발한다

문제는 '비만'이다. 종래의 의학적인 설명에서는 비만 때문에 몸속에 지방이 쌓여서 동맥경화가 촉진되고 그 결과 혈압이 상승한다고 했다. 혹은 비만이 되면 몸의 부피가 증가해 심장이 더 많은 혈액을 더 멀리까지 보내야 하기 때문에 혈압 상승을 초래한다고 설명했다. 그런데 최근, 내장지방이 분비하는 아디포사이토카인(생리활성물질)이 혈압 상승과 큰 관계가 있다는 사실이 증명되었다. 내장지방이 과도하게 축적되면 양성 아디포사이토카인인 아디포넥틴이 감소한다. 앞에서도 다뤘지만 아디포넥틴은 혈압을 떨어뜨리는 작용 외에 상처 입은 혈관벽을 수복해 동맥경화를 방지하는 일을 한다. 따라서 이것이 감소하면 동맥경화의 위험성이 높아진다.

나트륨 농도가 상승하면 수분이 든 혈액량이 증가해 혈압이 상승한다

아디포넥틴은 인슐린 저항성을 개선하는 작용도 하기 때문에 이것이 감소하면 인슐린의 작용이 약해진다. 그러면 신장이 몸속의 염분을 배설하는 능력이 저하되어 몸속의 나트륨 농도가 상승한다. 그래서 몸은 혈액 농도를 정상으로 유지하고자 수분을 보충해 혈액량을 늘리는데, 그 결과 혈압이 상승한다. 또 과도하게 축적된 내장지방에서는 안지오텐시노겐이라는 악성 아디포사이토카인이 분비된다. 이 물질은 혈관을 수축시키는 작용을 해 혈압을 상승시킨다.

고혈압의 합병증에 주의하자

50대는 두 명 중 한 명, 70대는 네 명 중 세 명이 고혈압 환자

고혈압증은 동맥경화를 초래하며 뇌졸중 같은 중대한 질환의 원인이 되는 무서운 증상인데, 그 위험성에 비해서는 위기감을 느끼는 사람이 많지 않다. 일반적으로 혈액이 상승해도 자각 증상이 없는 등의 원인도 있지만, 고혈압이라는 진단을 받은 사람이 매우 많다는 것도 그 원인이라 하겠다.

2009년 우리나라 국민건강보험공단의 통계자료에 따르면 고혈압 환자의 수는 약 529만 명에 이르며 그 수는 매년 7.2% 증가세를 보이고 있다. 일본 후생노동성은 50대는 두 명 중 한 명, 60대는 세 명 중 두 명, 70대는 네 명 중 세 명이 고혈압으로 추정된다고 발표했다. 실로 놀라운 숫자다. 이렇게 많다 보니 나이를 먹으면 혈압이 높아지는 것을 피할 수 없다고 포기하는 감정이 생기는 것도 어쩔 수 없는 일일지 모른다. 물론 그래서는 안 되지만……

조용히 숨어드는 '침묵의 암살자'

고혈압은 별칭 '침묵의 암살자'라고도 불린다. 혈압이 상당히 높은

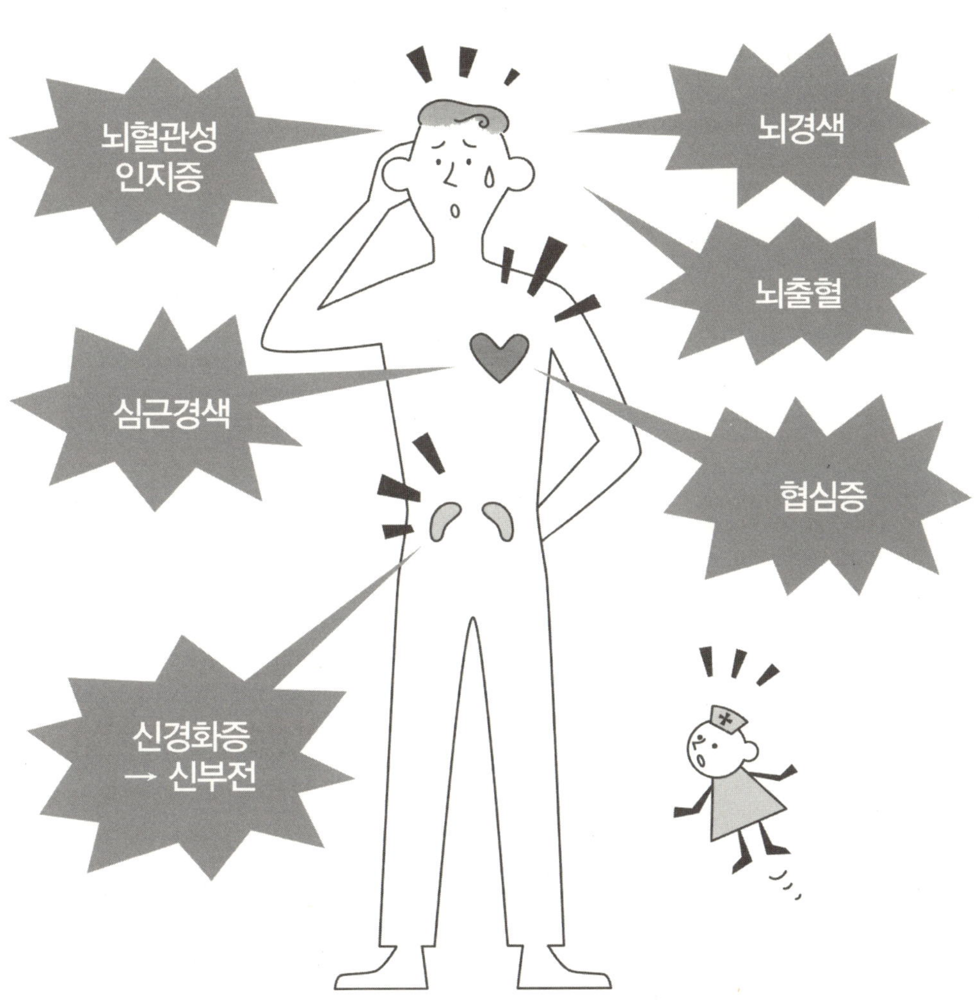
뇌혈관성
인지증
뇌경색
뇌출혈
심근경색
협심증
신경화증
→ 신부전

상태에서도 특유의 자각 증상을 거의 느끼지 못한 채 목숨을 위협하는 중대한 합병증을 초래할 위험성이 있다. 그 대표적인 예가 동맥경화와 그것이 원인이 되어 일어나는 관상동맥 질환(협심증이나 심근경색 등의 심장병), 뇌동맥 질환(뇌경색이나 뇌출혈)이다.

원래 한국인은 절임 반찬이나 된장국, 조림 반찬 등 염분이 많은 반찬을 많이 먹는 식생활을 계속해왔는데, 이것이 원인이 되어 고혈압을 초래하고 뇌출혈이 많이 발병되었다. 그런데 최근 들어서는 식생활의 서구화 등의 영향으로 고에너지 음식을 과다 섭취해 콜레스테롤이 현저히 증가함에 따라 심근경색이나 뇌경색을 일으키는 것으로 바뀌고 있다. 이 변화는 고혈압과 이에 따른 합병증이 내장지방을 원인으로 하는 것으로 바뀌고 있음을 여실히 보여준다고 할 수 있다. 침묵의 암살자가 내장지방이라는 새로운 무기를 손에 넣은 것이므로 한층 주의가 필요하게 되었다.

치매나 신경화증의 원인이 되기도

고혈압증이 일으키는 합병증은 한마디로 '뇌(腦)·심(心)·신(腎)'이라고 할 수 있다. 뇌와 심은 이미 몇 번에 걸쳐 다뤘으므로 반복하지 않겠지만, 한 가지 잊어서는 안 되는 것이 뇌혈관성 치매이다. 이는 뇌경색 등 뇌동맥의 이상이 원인이 되어 발생하는 치매로, 현재의 환자 수가 400만 명에 이른다는 데이터도 있다. 고혈압의 무서움은 여기에서도 여실히 드러난다. 고혈압은 신장에도 큰 영향을 미쳐 신경화증을 유발하기도 한다. 그대로 내버려두면 신부전을 일으켜 인공 투석을 해야 하는 심각한 질환이다.

내장지방은 혈당치도 상승시킨다

당뇨병 예비군 단계에서도 동맥경화의 위험성은 크다

혈당치를 상승시켜 당뇨병을 일으키는 위험 인자로는 여러 가지가 있는데, 그중에서도 주요 인자는 ① 유전 ② 과식 ③ 비만 ④ 과음 ⑤ 운동 부족 ⑥ 과로 ⑦ 스트레스 ⑧ 노화 ⑨ 약물 ⑩ 임신 등이다. 이는 바로 현대인의 생활 그 자체이다. 이에 따라 요즘에는 당뇨병 환자 수가 예비군을 포함해 1,620만 명에 이르며 당뇨병이 새로운 '국민병'이라는 말까지 나오고 있다.

혈당치가 높은 상태를 '고혈당'이라고 하는데, 이것도 대사증후군의 위험 인자 중 하나다. 게다가 당뇨병 직전의 '경계형'(공복 시 혈당치가 100mg/㎗ 이상, 126mg/㎗ 미만) 단계에서 위험 인자로 간주된다. 이 정도로도 다른 위험 인자와 결합해 동맥경화를 진행시킬 위험성이 높기 때문이다. 실제로 혈당치가 높고 내장지방형 비만인 사람은 고지혈증과 고혈압 등의 위험 인자를 함께 보유한 경우가 많으므로 주의가 필요하다.

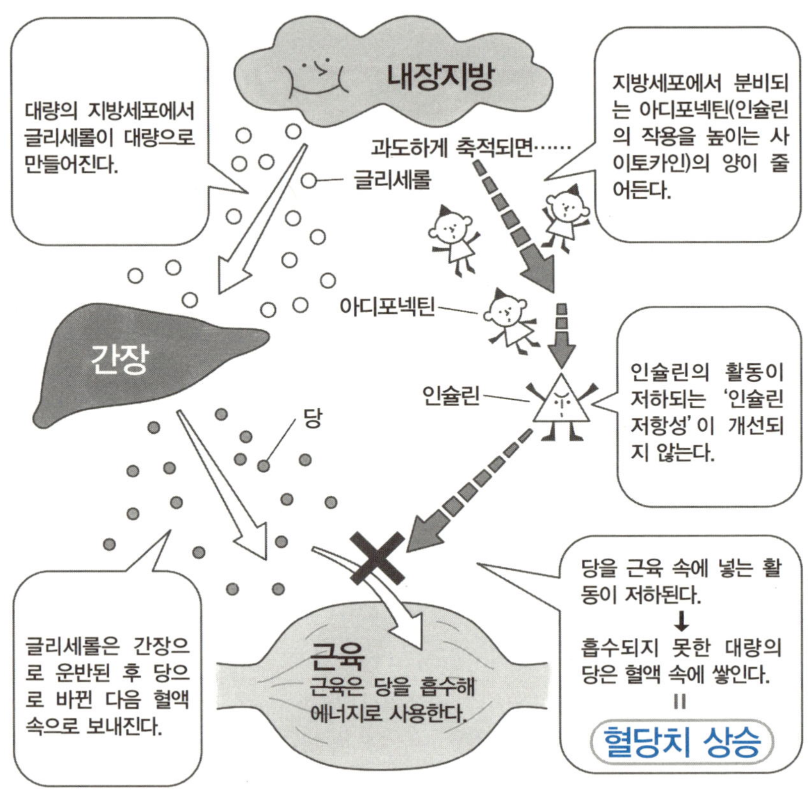

지방세포의 과잉 축적이 혈액 속의 당을 증가시킨다

과식이나 비만, 과음 등은 당뇨병의 원인으로 너무나 유명한데, 내장지방이 혈당치를 높이는 메커니즘이 최근 연구에서 밝혀졌다. 불규칙한 생활습관과 내장지방, 고혈당은 밀접한 관계가 있는 것이다.

내장지방은 분해되어 당의 원료가 되는 '글리세롤'이라는 물질을 만들어낸다. 그리고 간장으로 운반된 글리세롤은 당으로 바뀌어 혈액 속으로 보내진다. 지방세포의 양이 많으면 만들어지는 글리세롤의 양도 많아지므로 당을 분해해서 근육 등에 전달하는 역할을 하는 인슐린이 대량으로 필요해진다. 그런데 여기에서 또 다시 문제가 되는 것이 양성 아디포사이토카인인 아디포넥틴이다. 이 물질은 인슐린의 활동을 활성화해 효과를 높이는 작용을 한다.

아디포넥틴이 인슐린 저항성을 개선한다

아디포넥틴도 지방세포에서 분비되는데, 지방세포가 과도하게 축적되면 반대로 양이 감소하는 성질이 있다. 즉 내장지방형 비만이 되면 아디포넥틴의 분비가 저하되어 인슐린 저항성(인슐린의 작용이 약해진다)을 개선하지 못하게 되는 것이다. 그렇게 되면 혈액 속의 당이 제대로 처리되지 못해 혈당치가 상승한다.

아디포넥틴은 또한 혈관의 상처를 수복하는 작용도 한다. 따라서 내장지방의 축적으로 아디포넥틴의 분비량이 감소하면 동맥경화가 진행될 위험성이 커진다.

생명을 위협하는 당뇨병의 합병증

한국은 당뇨병으로 '국가적 위기 상황'

2010년 대한당뇨병학회는 우리나라의 당뇨병 실태를 '국가적 위기 상황' 으로 규정하였다. 학회에 다르면 현재 전 국민의 10%가 당뇨병 환자로 매년 10%씩 새로운 당뇨병 환자가 발생하고 있다고 한다. 또한 한국인 5대 사망 원인 가운데 하나로 대두되고 있다.

OECD의 의료·보건분과 통계에 따르면 당뇨병 및 합병증으로 인한 사망률은 OECD 국가 중 우리나라가 가장 높은 것으로 나타났다. 특히 젊은 환자가 증가하고, 평균 수명의 연장으로 유병기간이 늘어남에 따라 당뇨병으로 인한 사회경제적 비용이 증가할 것으로 보고 있다고 설명하고 있다.

일본 후생노동성이 발표한 2002년 당뇨병 실태 조사 결과를 보면, 당뇨병 환자 수는 약 740만 명이며 그 예비군은 880만 명으로 모두 합쳐 약 1,620만 명에 이른다. 성인 일본인 여섯 명 중 한 명이 당뇨병 또는 그 예비군이라는 말로, 성인 남성으로 한정하면 50대는 약 25%, 60대는 약 31%라는 높은 비율이다. 이러한 데이터를 보면 당뇨병이 일본의 새로운 '국민병' 이라는 지적에 수긍할 수밖에 없다. 게다가 증

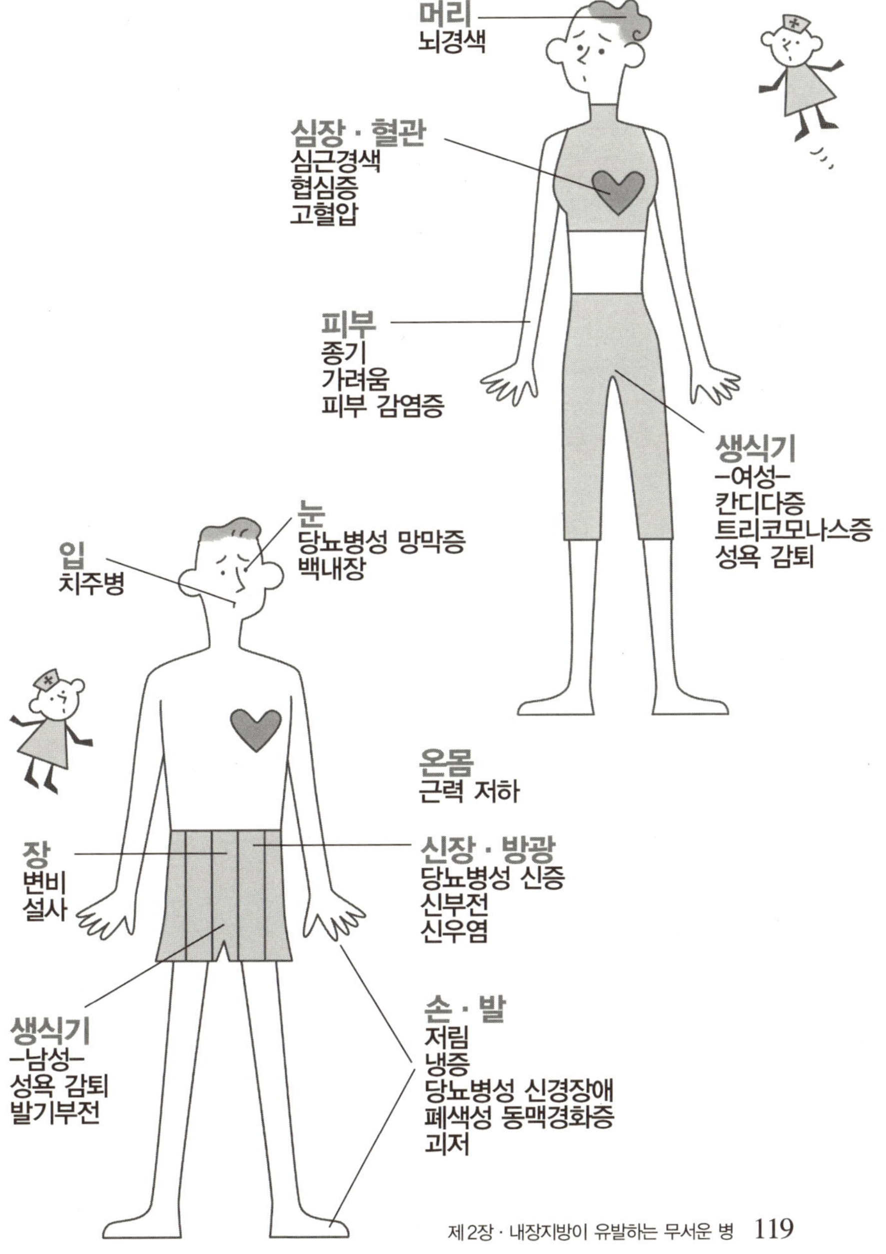
머리
뇌경색

심장 · 혈관
심근경색
협심증
고혈압

피부
종기
가려움
피부 감염증

생식기
-여성-
칸디다증
트리코모나스증
성욕 감퇴

눈
당뇨병성 망막증
백내장

입
치주병

온몸
근력 저하

장
변비
설사

신장 · 방광
당뇨병성 신증
신부전
신우염

생식기
-남성-
성욕 감퇴
발기부전

손 · 발
저림
냉증
당뇨병성 신경장애
폐색성 동맥경화증
괴저

가 경향에 가속도가 붙고 있어서 채 10년이 되기 전에 당뇨병과 그 예비군의 수가 현재의 두 배에 이를 것으로 예측된다.

당뇨병의 3대 합병증

당뇨병의 무서운 점은 초기에 자각 증상이 거의 없어서 자기도 모르는 사이에 병이 진행된다는 사실이다. 당뇨병이 진행되면 각종 합병증을 일으킨다. 대사증후군과 결합하면 이미 여러 차례 지적했듯이 뇌경색이나 심근경색 같은 동맥경화성 질환의 합병 가능성이 커진다.

그뿐 아니다. 당뇨병의 '3대 합병증'이라고 부르는 다음과 같은 증상은 몸에 심각한 영향을 끼치므로 최대한 주의해야 한다.

① **당뇨병성 신경장애** 고혈당 때문에 말초 신경에 장애가 발생하며, 증상에 따라서는 다리 절단 수술 등을 해야 할 수도 있다.

② **당뇨병성 망막증** 안구의 망막이 손상되는 증상으로, 심해지면 실명에 이른다.

③ **당뇨병성 신증** 신장의 모세혈관이 손상되어 신부전을 유발한다. 요독증이라는 생명을 위협하는 병을 일으킬 때도 있다. 현재 투석을 새로 시작하는 사람 대부분은 이 당뇨병성 신증이 원인이다.

당뇨병을 예방·개선하려면 생활습관에 주의해 혈당치를 조절함은 물론, 내장지방과 대사증후군을 퇴치하는 것 또한 중요하다.

대사증후군의 위험도

위험 인자가 세 개면 심장병 발병률이 31배로!

　서론과 제1장에서도 이야기했지만, 대사증후군이 무서운 점은 각 위험 인자의 상태가 가벼워도 복합적으로 작용해 심장병이나 뇌졸중의 위험성을 5배, 10배, 30배로 대폭 증가시킨다는 사실이다.

　일본 후생노동성이 노동자 약 12만 명을 대상으로 진행한 조사 결과를 보면, 과거 10년 동안 심장병을 일으킬 위험성은 위험 인자가 없는 사람의 발병률을 1이라고 봤을 때 위험인자가 하나 있는 사람은 약 5배, 둘 있는 사람은 약 10배, 셋 이상인 사람은 31배로 뛰어올랐다. 그야말로 '천문학적'이라고도 할 수 있는 증가세로, 위험 인자가 중복되는 대사증후군의 공포를 여실히 보여주는 결과라 할 수 있다.

각각의 위험 인자가 기준치를 넘지 않아도 발병한다

　또 한 가지 무서운 점은, 이 조사에서 심장병을 일으킨 사람의 위험 인자가 기준치를 크게 웃돌지 않았을 뿐 아니라 중성지방 수치 외에는 상한선을 밑돈 사례가 많았다는 사실이다(다음 페이지의 그래프). 이러한 수치는 건강진단에서 발견되더라도 의사 역시 "조금 상황을 지켜

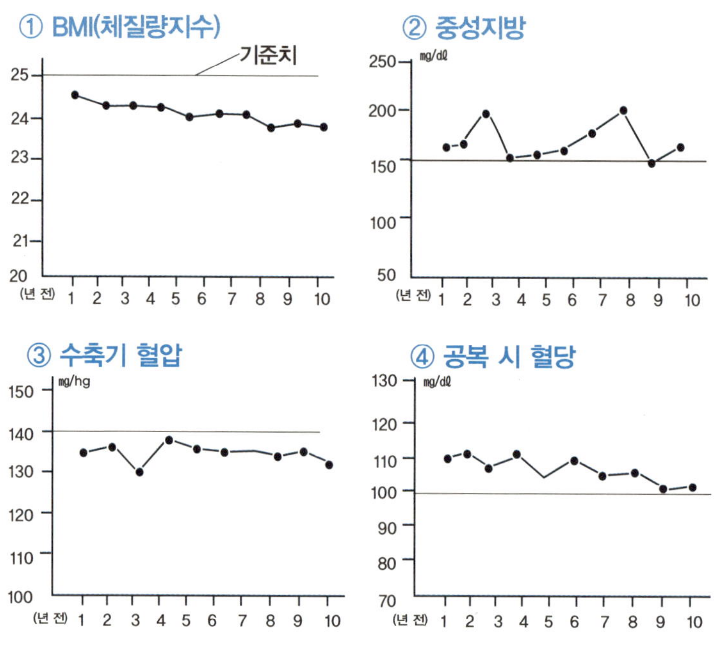

《《숙주 요인과 동맥경화성 질환에 관한 연구, 1995》에서》

①~④는 각각 대사증후군의 위험 인자인 '비만'과 '고지혈증', '고혈압', '고혈당'의 상태를 관상동맥 질환이 발병하기 10년 전까지 거슬러 올라간 데이터다. 발병한 사람도 각각의 수치를 보면 아주 경미하거나 기준치를 밑돌았음을 알 수 있다.
*①의 BMI는 대사증후군의 내장지방형 비만의 진단 기준과는 다르다(93페이지 참조).

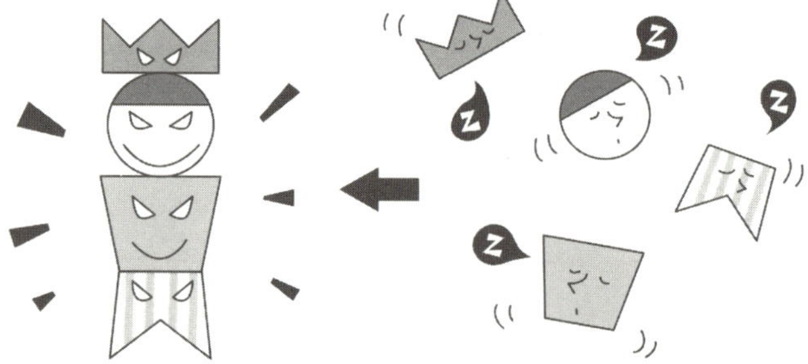

각각의 수치는 대단치 않더라도 세 가지 이상이 모이면 무서워진다.

보지요."라고 이야기하는 정도밖에 주의를 기울이지 않는 수준이라고 할 수 있다. 위험 인자의 상태가 아주 경미하면 방심해서 신경을 쓰지 않으므로, 자기도 모르는 사이에 중대한 심장병 등의 관상동맥 질환이 초래될 수 있다. 대사증후군의 가장 큰 무서움은 바로 여기에 숨어 있다고 할 수 있을 것이다. 그래서 혈압은 고혈압 직전의 정상 고치 혈압, 혈당치는 정상보다 조금 높은 당뇨병 예비군의 것(경계형) 등 낮은 수치를 대사증후군의 진단 기준으로 채용했다. 의사들이 사람들의 주의를 촉구하기 위해 일부러 낮은 수치를 설정한 것은 아니다.

내장지방이 일으키는 중대한 질환

고지혈증이나 고혈압 외에 생명을 위협하는 중대한 질환

지금까지 다양한 측면에서 살펴봤듯이, 내장지방의 축적은 고지혈증이나 고혈압, 고혈당(당뇨병) 등의 질환을 유발하고 대사증후군을 초래하는 원인이 된다. 대사증후군은 동맥경화를 촉진하며, 심근경색 등의 심장질환이나 뇌졸중 같은 중대한 생활습관병을 일으키는 원인이 된다.

내장지방은 이러한 질병만 일으키는 것이 아니다. 고지혈증이나 고혈압 등 대사증후군의 위험 인자와도 겹치는 질환 외에 고요산혈(통풍)이나 지방간, 나아가서는 수면무호흡증후군 등 수많은 생활습관병으로 이어진다. 자세한 내용은 다음 항부터 설명하기로 하고, 여기에서는 전체적인 모습을 살펴보도록 하자.

통풍을 일으키는 고뇨산혈증과 지방간

먼저 고지혈증에 대해 살펴보자. 내장지방형 비만은 몸속의 지방이 비정상적으로 증가한 상태이기도 하므로, 혈액 속 지질이 비정상적으로 증가한 상태인 고지혈증에 주의해야 함은 당연한 일이다. 고지혈증

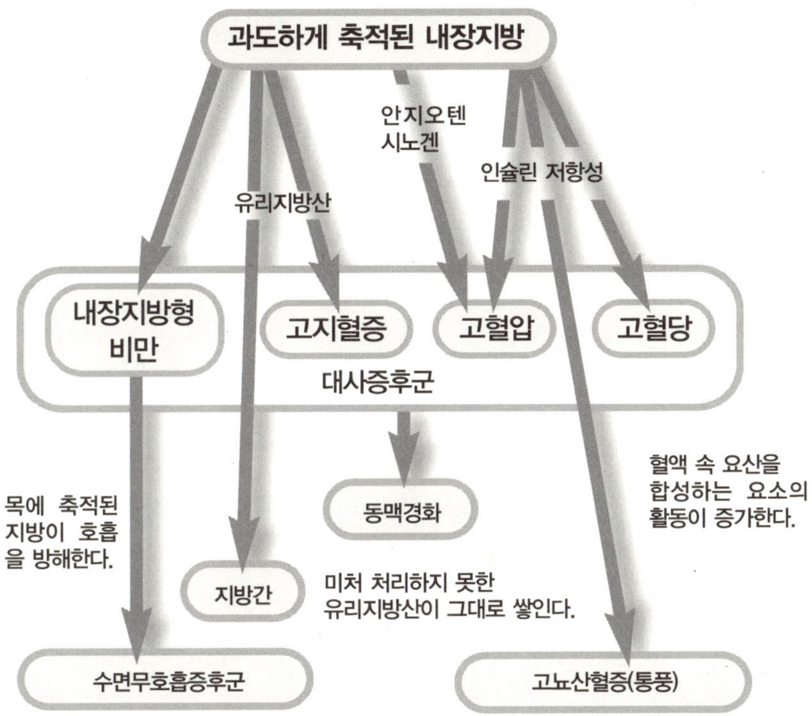

의 요소인 낮은 고밀도 콜레스테롤(HDL)과 높은 중성지방은 대사증후군의 위험 인자이기도 하며, 이 둘은 서로 밀접한 관계가 있다.

　내장지방의 축적은 인슐린 저항성을 초래하기 때문에 이것이 고혈당(당뇨병)과 고혈압을 일으키는 원인이 되며, 인슐린 저항성은 혈액 속의 요산을 합성하는 효소의 활동을 높여 고뇨산혈증(통풍)을 유발한다. 또 지방 조직이 분비하는 안지오텐시노겐이라는 아디포사이토카인(생리활성물질)은 혈압을 상승시키는 작용을 한다.

내장지방은 분해를 거듭해 유리지방산을 만들어내는데, 유리지방
산이 지나치게 많아지면 간장이 이를 전부 처리하지 못하기 때문에
남은 분량은 그대로 간장에 쌓이고 만다. 이것이 지방간이다.

수면무호흡증후군과 무엇보다 무서운 동맥경화

수면 중에 여러 차례 호흡이 멈추기 때문에 숙면을 취하지 못하고
몸이 극도의 산소 결핍 상태에 빠지는 것이 수면무호흡증후군이다.
수면무호흡증후군의 주된 원인 중 하나는 목 내부에 축적된 지방으
로, 이것도 내장지방이 커다란 원인이다.

그리고 무엇보다도 무서운 것은 바로 동맥경화다. 이는 동맥의 벽
이 굳어지고 약해지며 혈관 속이 좁아지는 질환이다. 그중에서도 가
장 많은 것은 죽상동맥경화라고 부르는 유형으로, 이것은 혈관벽에
콜레스테롤 등이 쌓여서 일어난다. 특히 무서운 것은 심장 표면을 덮
고 있는 관상동맥이나 뇌 표면의 뇌동맥에 동맥경화가 일어나는 경우
로, 심근경색이나 뇌졸중의 원인이 되며 생명과 직결된다.

대사증후군이 초래하는 병
① 심장병(협심증, 심근경색)

심장을 뒤덮고 있는 관상동맥에 동맥경화가 일어나면?

내장지방형 비만, 또 그것을 포함한 대사증후군이 유발하는 질환 중에서 가장 심각한 것은 심장병과 뇌졸중이다. 이들 질환은 동맥경화가 직접 원인이 되어 일어나기 때문에 '동맥경화성 질환'이라고 부르며, 대개 생명과 직결된다. 또 운 좋게 목숨을 건지더라도 심한 후유증이 남는 등 심각한 영향이 남는 경우가 적지 않다.

동맥경화가 원인이 되어 일어나는 심장병은 '관상동맥 질환'이라고도 부르는데, 심장 표면을 뒤덮고 있는 크고 작은 관상동맥이 동맥경화를 일으켜 발병한다. 대표적인 병으로는 협심증과 심근경색이 있다.

혈관 내부가 좁아져 산소가 운반되지 않는다

협심증은 관상동맥이 동맥경화를 일으킴으로써 혈관 내부가 좁아지거나(혈관 협착) 혈액의 흐름이 나빠지는 것이 원인이 되어 일어난다. 이 상태를 '심근 허혈'이라고 부르며, 일시적으로 산소 결핍 상태를 초래하기 때문에 가슴이 심하게 아프거나 혹은 조이는 듯한 증상을 동반한다. 이 증상을 나타내는 말이 협심증이며, 그대로 병명으로도

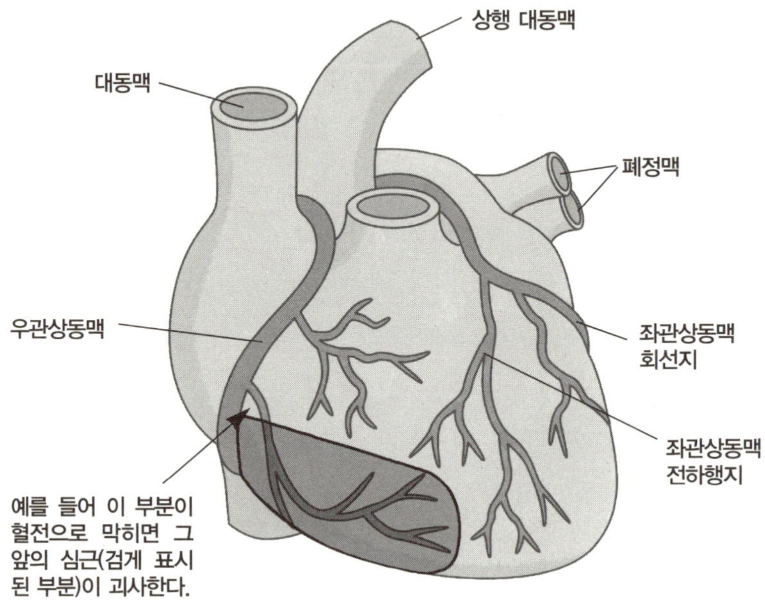

심장은 심근이라는 매우 튼튼한 근육으로 되어 있으며, 그 주위를 크고 작은 다양한 관상동맥이 감싸고 산소와 영양을 보내고 있다. 이 동맥이 좁아지거나 막히면 협심증이나 심근경색이 유발된다.

사용된다. 참고로 협심증이나 심근경색 등을 총칭해 '허혈성 심장질환'이라고 부르기도 한다.

사족이지만, '심근'이라는 것은 이름 그대로 심장의 근육이다. 그다지 알려지지 않았지만 심장은 거의 100% 근육으로 되어 있어서 평생 약 30억 회나 박동할 수 있다. 설령 몸에 내장지방이 가득하다고 해도 심장의 근육 자체는 지방과의 인연은 없다.

협심증의 전형적인 증상으로는 계단을 올라갈 때 갑자기 심장이 압박받는 듯이 느껴지고 괴로워지며 잠시 멈추어서 쉬면 몇 분 후에 통증이 사라지는 증상 등이 있다. 혈관의 협착으로 혈액의 흐름이 악화되어 산소가 부족해진 탓에 나타나는 이러한 증상은 일과성이기 때문에 잠시 쉬면 통증이 사라지는 것이다.

관상동맥이 혈전에 막혀 심근이 괴사한다

한편, 심근경색은 동맥경화로 좁아진 관상동맥의 혈관 내부가 혈전(혈액 덩어리)에 막혀 산소와 영양이 운반되지 못하기 때문에 심근이 괴사하는 병이다. 협심증보다도 치사율이 높으므로 한층 주의가 필요하다.

관상동맥이 막히면 가슴에 심한 통증이 찾아온다. 눈과 목, 등까지 통증이 올 때도 있으며, 불안감과 공포감을 동반한다. 식은땀과 구역질, 구토, 호흡 곤란 등도 나타나며, *증상이 수십 분에서 길 때는 종일 계속되기도 한다.

이러한 관상동맥 질환을 예방하기 위해서라도 대사증후군을 개선해야 한다.

* 당뇨병 환자는 가슴이 아프지 않은 '무통증'일 경우가 있으니 주의해야 한다.

뇌동맥이 파열되거나 막혀서 발병한다

뇌는 네 개의 굵은 뇌동맥과 여기에서 분화된 수많은 가느다란 동맥으로 덮여 있는데, 이러한 동맥을 통해 산소와 영양이 뇌 구석구석까지 운반되기 때문에 몸과 마음의 사령탑으로서 활동할 수 있는 것이다. 그러나 뇌동맥이 동맥경화 등으로 파열되거나 막히는 장애가 발생하면 그 앞쪽으로 혈액이 흐르지 않게 되어 결국 뇌조직이 괴사하게 된다. 장애가 일어난 부분에 따라 손발의 마비와 언어 장애, 감각 장애, 의식 장애 등의 증상이 나타나며, 호흡 곤란을 일으켜 단시간에 사망하는 경우도 있다. 이러한 증상을 총칭해 '뇌졸중'(뇌혈관 질환)이라고 부른다.

뇌출혈의 원인은 거의가 고혈압

뇌졸중은 발병 방식에 따라 크게 두개내출혈과 뇌경색으로 분류된다. 두개내출혈은 뇌동맥이 파열되어 출혈을 일으키는 병이다. 뇌동맥이 파열되어도 즉시 혈관이 수축하거나 혈액이 굳기 때문에 출혈은 얼마 안 있어 멈추지만, 넘쳐서 굳은 혈액은 '혈종'이 되어 주위의 뇌

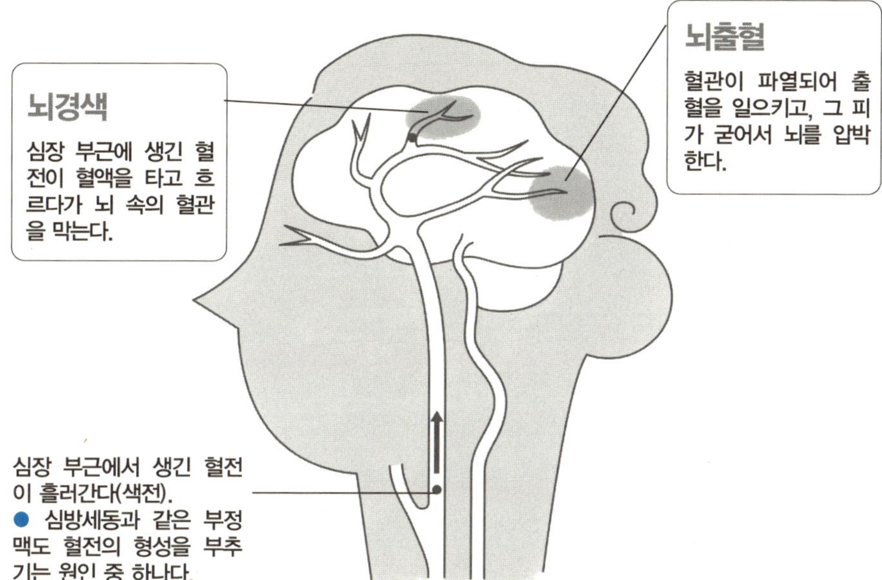

뇌동맥이 파열되거나 막혀서 일어나는 뇌혈관성 질환을 총칭해 '뇌졸중'이라고 한다. 일본에서는 뇌출혈이 감소 추세이지만 뇌경색은 증가하고 있다.

조직을 손상시키게 된다.

두개내출혈은 뇌에서 일어나는 뇌출혈과 뇌를 뒤덮고 있는 '거미막'의 하부에서 출혈이 일어나는 거미막하출혈로 나뉜다. 이 중에 거미막하출혈은 선천적인 뇌혈관 형태 이상이 원인이 되어 일어날 때가 많기 때문에 대사증후군과의 관련성은 적다고 생각된다.

대부분 뇌출혈은 고혈압이 원인이다. 높은 혈압으로 뇌동맥의 혈관벽에 강한 압력이 계속 가해져 혈관벽 일부가 혹처럼 부풀어 오르다가 결국 이를 견디지 못하고 파열되어 출혈을 일으키는 것이 뇌출혈이다. 또한 동맥벽이 동맥경화를 일으키는 경우도 발병의 원인이 되는데, 어쨌든 대사증후군과 깊은 관계가 있다.

뇌경색은 뇌동맥이 막혀 뇌조직이 괴사해 일어난다

뇌경색은 뇌동맥의 내부가 막혀 그 앞쪽으로는 혈액이 흐르지 않게 되는 병으로, 이렇게 되면 산소 결핍 상태가 된 부분은 괴사하고 만다.

뇌경색은 뇌동맥의 동맥경화가 진행되어 혈관 내부가 좁아지거나 그곳에 혈전(혈액 덩어리)이 생겨 혈관을 막아 버리는 뇌혈전증과 심장 부근에 생긴 혈전 등이 떨어져서 혈액 속을 흐르다가 뇌에 도달해 뇌동맥을 막아 버리는 뇌색전증 등으로 나뉜다.

최근 들어 뇌출혈은 감소 추세에 있지만 뇌경색은 오히려 증가하고 있다. 뇌경색은 대사증후군과 밀접한 관계가 있으니 최대한의 주의가 필요하다.

대동맥은 심장과 직접 연결된, 몸속에서 가장 굵은 동맥

협심증이나 심근경색 같은 관상동맥 질환, 뇌출혈이나 뇌경색 등의 뇌졸중 외에도 대사증후군과 깊은 관련이 있는 동맥경화성 질환이 있다. 그중에서 특히 주의해야 하는 두 가지 질환인 대동맥 질환과 폐색성 동맥경화증에 대해 살펴보자.

대동맥 질환에는 대동맥류와 대동맥 해리 등이 있는데, 모두 대동맥에 중대한 장애가 일어나 발생하는 병이다. 폐색성 동맥경화증도 대동맥으로 이어지는 하지(다리) 동맥의 동맥경화가 원인이 되어 일어나는 질환이다.

대동맥은 심장과 직접 연결되는 동맥으로, 흉부에서 복부에 걸쳐 이어져 있다. 그 이름처럼 몸에서 가장 굵은 혈관으로, 심장에서 보낸 혈액을 온몸에 전달하기 위한 출발점이 된다. 횡격막에서 윗부분을 흉부 대동맥, 아랫부분을 복부 대동맥이라고 부른다.

대동맥류는 부풀어 오른 혹이 파열되어 대출혈을 일으킨다

대동맥류는 대동맥의 동맥경화가 진행되면서 동맥 벽의 약한 부분

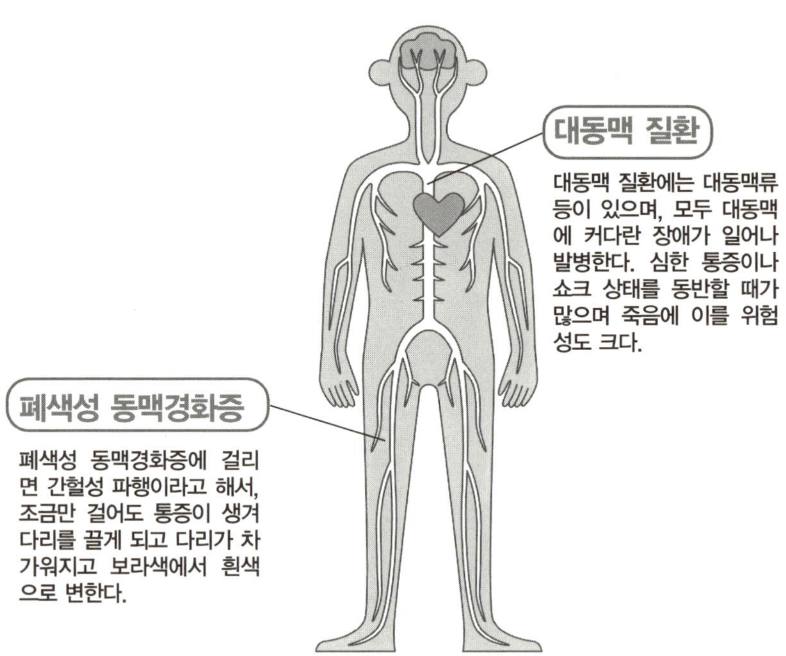

이 혈액의 압력을 받아 혹처럼 부풀어 오른 상태를 말한다. 이를 그냥 두면 혹은 서서히 커지고, 이에 따라 혹의 벽은 점점 얇아진다. 그리고 견디지 못하게 되었을 때 파열되어 출혈을 일으킨다. 출혈 부위가 대동맥이기 때문에 대량 출혈이 될 때가 많아 죽음에 이를 위험성이 높다. 초기 단계에서는 증상이 없을 때가 많지만, 진행되면 음식을 삼키기 힘들고(연하 장애) 성대의 신경이 압박을 받아 쉰 목소리가 나오는 등의 증상이 생긴다.

대동맥 해리는 대동맥의 벽에 균열(내막 균열)이 생겨 혈관 벽의 중막 내부에 혈액이 흘러들어 가는 병이다. 급성 대동맥 해리는 가슴이나 등을 방망이로 얻어맞는 듯한 심한 통증을 느끼며, 쇼크 상태가 되는 경우도 적지 않다.

폐색성 동맥경화증은 50~70대 남성에게 많다

폐색성 동맥경화증은 복부 대동맥에 이어 주로 허벅다리나 장딴지 등 다리 부분에서 동맥경화가 일어나 혈액의 순환이 나빠지는 병이다. 직접적인 원인은 혈관이 좁아진 곳에 콜레스테롤 등이 부착되는 증상으로, 죽상경화라고도 부른다. 이 병은 50~70대 남성 흡연자에게 많으며, 여성 환자는 전체의 10% 이하라고 한다. 폐색성 동맥경화증을 일으킨 사람은 다른 동맥도 동맥경화에 걸렸을 확률이 높아 협심증이나 심근경색, 뇌졸중, 복부 대정맥류 등의 병이 함께 발병하는 경우가 많다.

이러한 질환을 알아둠으로써 동맥경화의 무서움을 인식하고 대사증후군을 개선하기 위해 노력하자.

우리나라 4~50대 남자 사망원인 1위는 간 질환

간장에 중성지방이 과도하게 쌓인 상태를 지방간이라고 한다. 거위에게 먹이를 잔뜩 먹여 일부러 간을 비대하게 만든 푸아그라와 같은 상태다. 건강한 사람의 간장에서 중성지방이 차지하는 비율은 평균 3~5%인데, 이것이 30%가 넘으면 지방간으로 진단된다. 내버려두면 만성 간염에서 간경변, 간암으로 발전할 위험성이 있다.

최근 건강검진 내원자 남성 799명을 대상으로 한 지방간 질환과 대사증후군과의 관련성 연구에 따르면, 지방간 유무에서 297명은 정상이었고 206명(25.7%)은 알코올성지방간, 296명(37%)은 비알코올성지방간*으로 나왔다. 비만이 있는 경우에는 알코올성지방간의 위험도가 8.5배, 비알코올성지방간의 위험도가 5.9배로 가장 많이 증가하는 것으로 나타났다. 대사증후군 구성요소 중에서도 알코올성 지방간 및 비알코올성방간에 미치는 영향이 가장 높은 것으로 나타났다.**

---

* 「남성 건강검진 수진자들에게서 알코올성 및 비알코올성지방관과 대사증후군과의 관련성」, 정의경, 강영한, 박재용(2009), 한국콘텐츠학회지.
* * NASH(비알코올성 지방성 간염): 원인은 아직 분명하지 않지만 산화 스트레스가 원인으로 생각된다. 비만 여성에게서 많이 발견된다.

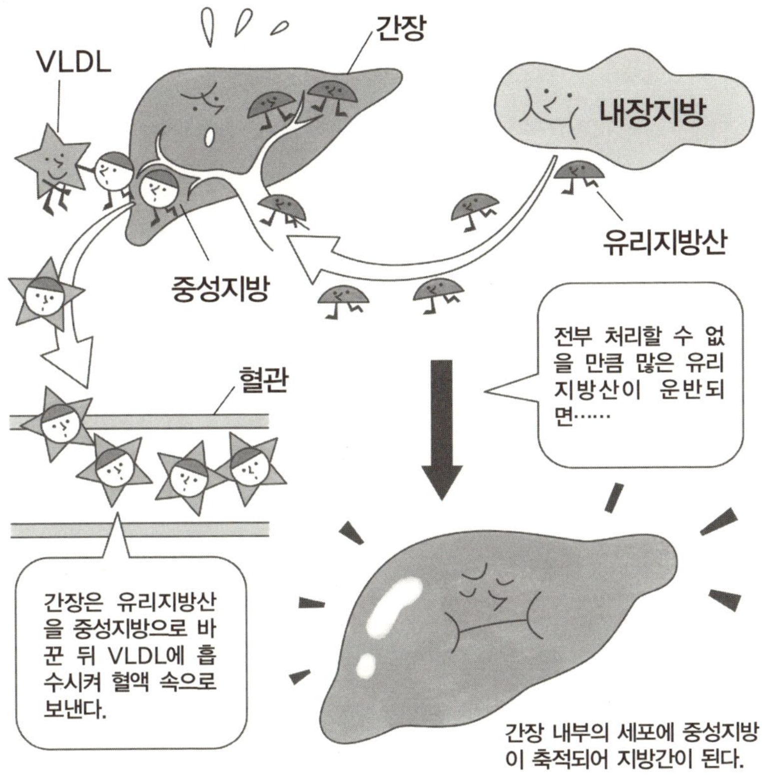

지방간의 3대 원인으로는 비만과 과도한 음주, 당뇨병이 꼽히는데, 최근에는 술을 전혀 마시지 않는데도 지방간이 되는 '비알코올성 지방간'이 급증하고 있다. 위의 조사에서 62명 중 알코올성 지방간이 150명인 반면, 비알코올성 지방간이 47명에 달했다.

내장지방의 축적이 간장에 지방을 쌓이게 한다

먼저 주의해야 할 것은 내장지방이다. 지방 조직에서는 유리지방산이 방출되는데, 내장지방은 간장과 아주 가까이 있기 때문에 유리지방산이 대량으로 간장에 흘러들어온다. 간장은 들어온 유리지방산을 중성지방으로 바꾼 뒤 VLDL이라는 리포단백질에 흡수시켜 혈액 속으로 보낸다. 그런데 간장의 처리 한도 이상으로 유리지방산이 흘러들어오면 VLDL을 필요한 만큼 만들어내지 못해 중성지방이 쌓이고 만다. 이것이 지방간의 원인이다.

인슐린 저항성이 간장의 지방 축적을 촉진한다

또 한 가지 커다란 문제는 당뇨병이 지방간의 원인이 된다는 사실이다. 당뇨병의 원인인 혈당치의 상승은 인슐린의 작용을 나쁘게 하는 인슐린 저항성과 깊은 관계가 있다. 인슐린 저항성이 일어나면 포도당의 처리가 진행되지 않기 때문에 혈액 속에 당이 넘쳐난다. 그렇게 되면 당은 간장에도 대량으로 운반되어 중성지방으로 변하는데, 한도를 넘으면 간장에 축적되어 지방간을 일으킨다. 즉 내장지방과 인슐린 저항성, 고혈당이 서로 밀접하게 관계하면서 지방간을 일으키는 것이다. 대사증후군의 무서움을 여기에서도 똑똑히 알 수 있다.

또 과도한 음주는 간장의 분해·처리 기능을 저하시킨다. 그렇게 되면 중성지방의 처리도 늦어져 간장 속에 축적되기 쉬우므로 지방간의 위험성이 높아진다.

그 밖에 무리한 다이어트를 하면 지방간이 되기 쉽다는 사실도 밝혀졌다.

요산의 결정이 관절에 쌓여 격렬한 통증을 일으킨다

통풍은 어느 날 갑자기 엄지발가락 뿌리 등에 송곳으로 찌르는 듯한 격렬한 통증이 나타나는 병이다. 처음 발작을 일으킨 사람은 너무나 심한 통증에 골절로 착각하는 등 식은땀을 흘리며 바닥을 뒹군다고 한다. 통풍이라는 병명처럼 '바람만 불어도 아프다.'는 증상이 나타난다.

통풍은 혈액 속에 요산이라는 물질이 지나치게 많아지면서 혈액 속에서 채 녹지 못한 채 관절 부분에 쌓여서 일어난다. 혈액 속의 요산치가 높은 상태*를 '고뇨산혈증'이라고 한다. 관절에 쌓인 요산은 바늘 모양으로 결정화되기 때문에 통각 신경을 강하게 자극한다. 동시에 요산의 결정을 없애려고 백혈구가 공격하기 때문에 관절에 염증이 생기며, 이것이 복합되어 격렬한 통증의 원인이 된다.

---

* 기준치는 7.0mg/dℓ 이하, 8.5mg/dℓ 이상이 되면 통풍 발작이 일어날 위험성이 높아진다. 영미에서는 고뇨산혈증을 동맥경화의 중요한 위험 인자로 꼽는다.

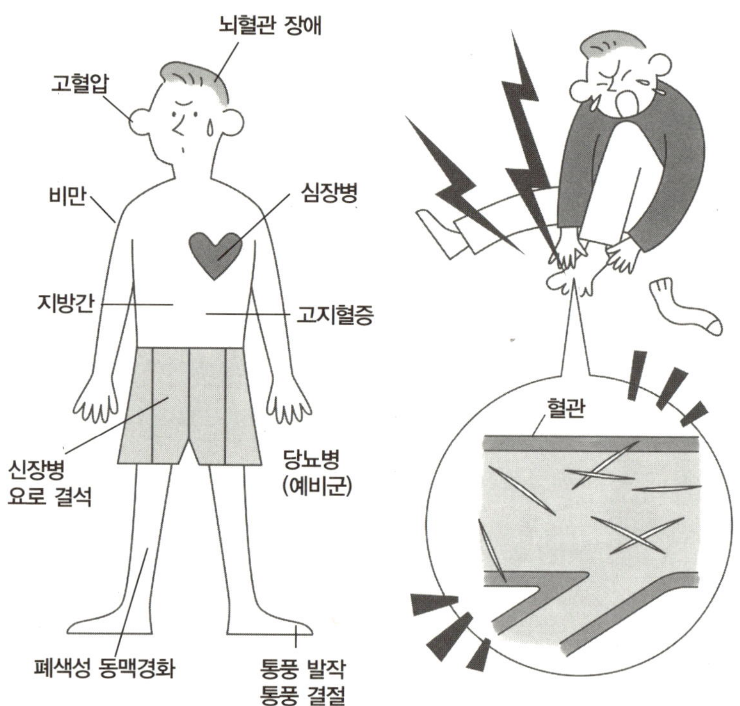

요산의 결정은 바늘 모양으로, 이것이
관절 부분의 통각 신경을 강하게 자극해
통증이 일어난다.

연평균 13%씩 증가하고 있다

요산은 푸린체라는 물질이 만들어내는데, 이것은 술안주 등 값이
비싸고 맛있는 음식에 많이 들어 있다. 게다가 옛날에는 왕후나 귀족
등의 특권 계급에 통풍 환자가 많아 '제왕병', '사치병' 등으로 불리
기도 했다. 그러나 일상적으로 과식이 문제가 되고 있는 현대에 와서

는 누가 언제 걸려도 이상하지 않은 생활습관병이다.

일본에서는 현재 환자 수가 약 50만 명, 예비군인 고뇨산혈증 환자는 200~300만 명에 이르는 것으로 추정되고 있다. 또한 환자는 30~50대에 많으며, 90% 이상이 남성이다.

이것을 뒷받침하듯이 통풍 환자의 수는 계속 증가 추세에 있으며, 우리나라 국민건강보험공단 통계에 따르면 2001~2008년 통풍 환자 수는 연평균 13%씩 증가하고 있다.

비만과 인슐린 저항성이 요산 수치를 상승시킨다

통풍, 고뇨산혈증과 비만의 관계가 완전히 해명되지는 않았다. 그러나 원인 중 하나가 비만임은 확실하다. 비만에 걸리면 요산을 제어하는 신장의 활동이 저하되어 요산의 배출이 억제된다는 사실이 밝혀졌기 때문이다. 이를 뒷받침하듯이 비만에 걸린 사람의 요산 수치는 '반드시' 라고 해도 좋을 만큼 정상 체중인 사람보다 높으며, 비만을 해소한 순간 요산 수치가 크게 감소한다는 사실도 확인되었다.

또 인슐린 저항성(인슐린의 작용이 약해진 상태)도 요산 수치의 상승과 관계가 있는 것으로 생각된다. 인슐린 저항성이 일어나면 요산을 합성하는 작용을 하는 효소가 활성화되어 요산이 증가한다고 생각되기 때문이다.

이와 같은 사실을 볼 때 통풍과 고뇨산혈증도 내장지방형 비만 그리고 대사증후군과 깊은 관계가 있다고 생각할 수 있다.

수면 중 호흡 장애, 코골이

일반적으로 수면 중에 10초 마다 호흡정지가 나타나고 이 상태가 7시간 수면 중 30회 이상 나타날 때 수면 무호흡증후군이라 한다.

우리나라 건강보험심가평가원에 따르면 지난 2005~2009년의 수면장애 환자 수를 분석한 결과, 환자 수가 2005년 12만 명에서 2009년 26만 2천 명으로, 연평균 21.6%씩 증가했다고 한다. 40대 이상이 77.4%를 차지했으며 일본과 다르게 여성이 남성보다 1.5배 많았다고 한다.

또한 일본은 잠 잘 때 코를 고는 사람은 약 2,000만 명에 이른다고 알려져 있는데, 그중 약 10%에 해당하는 약 200만 명이 수면무호흡증후군이며, 환자의 수는 남성이 여성보다 약 4배 많다고 한다.

코를 고는 것은 간단히 말해 수면 중 호흡 장애다. 중증이 되면 몸속으로 공급되는 산소의 양이 감소하기 때문에 몸은 만성적인 산소 부족에 빠져 몸과 마음에 각종 영향을 끼친다. 또 코골이가 심해져 수면무호흡증후군을 일으킬 때가 있다. 이것은 병명 그대로 코를 골며 자는 중에 호흡이 멈추는 병이다. 중증이 되면 하룻밤에 약 500회나 호흡을 정지하거나 한 번 호흡을 정지하는 시간이 3분을 넘는 경우도 있다.

그렇게 되면 뇌는 밤새 극도의 산소 부족 상태에 빠져 충분한 휴식을 취하지 못한다. 그래서 낮에 심하게 졸음이 밀려와 회의 중에 꾸벅꾸벅 조는 것은 물론 졸음운전으로 충돌 사고의 원인이 된다. 실제로 수면무호흡증후군인 사람이 교통사고를 일으킬 확률은 건강한 사람보다 약 10배나 높다고 알려졌다.

또 수면 중 무호흡으로 산소가 부족함에 따라 심장은 최대한 많은 산소를 온몸에 공급하고자 무리하기 때문에 이것이 부담으로 작용하

수면무호흡은 왜 일어나는가?

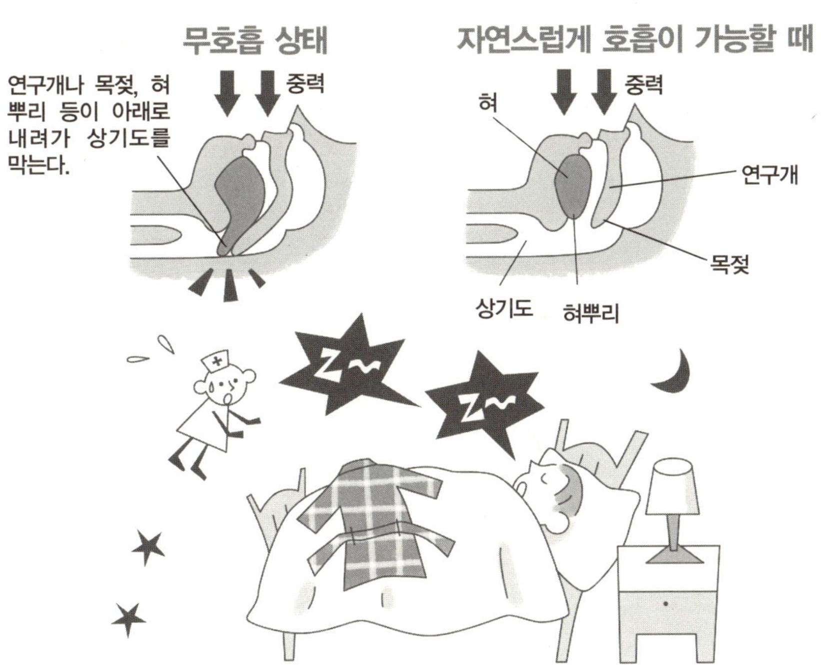

여 심근경색이나 부정맥 등의 중대한 질환을 일으킬 위험성이 높아진다. 일본에서의 한 통계를 보면 수면무호흡증후군인 사람은 심장병에 걸릴 위험성이 1.2~6.9배, 뇌졸중을 일으킬 위험성이 10.8배나 높다고 한다.

이러한 사고나 중대한 질환 때문에 수면무호흡증후군인 사람은 8년 후의 생존율이 60% 전후라는 낮은 수준에 머문다는 충격적인 보고도 있다.

목 주변의 비만으로 기도가 좁아져 발병

수면무호흡증후군의 원인은 여러 가지가 있는데, 가장 신경을 써야 하는 것은 비만이다. 특히 턱이나 목 주위에 지방이 붙은 사람은 안쪽도 똑같은 상태가 되기 때문에 공기가 지나가는 길인 상기도(기도의 상부)가 좁아진다. 그런 사람이 똑바로 누워서 자면 목 내부의 부드러운 부분이 중력에 따라 아래로 가라앉기 때문에 기도가 더욱 좁아진다.

만약 잠을 잘 때 코를 심하게 곤다면 무호흡 증상이 없는지 같이 자는 사람에게 확인을 부탁하고, 심하다면 전문의와 상담하도록 하자. 적절한 치료를 받으면 극적인 개선을 기대할 수 있다. 또 동시에 비만을 해소하기 위해 체중을 줄이고 금주, 금연 등 예방을 위해 노력하는 것이 매우 중요하다.

1년에 한 번은 건강진단을 받자

건강진단을 받지 않으면 자신의 건강 상태를 파악할 수 없다

내장지방형 비만이 걱정되는 사람, 과거의 건강진단 수치를 볼 때 대사증후군이 의심되는 사람은 식사나 운동 등의 생활습관을 재검토해 개선하려 노력하는 것이 무엇보다 중요하다. 그것도 조급하게 일주일이나 한 달 만에 효과를 보려고 하지 말고 3개월, 6개월, 1년 같은 일정한 기간을 정해 꾸준히 노력하는 것이 중요하다.

또 이와는 별도로 반드시 지켜야 할 '습관'이 있다. 적어도 1년에 한 번 건강진단을 받는 것이다. 직장에서 정기 검진을 받는 사람은 괜찮지만 그렇지 않은 사람은 몇 년 동안 건강 검진을 받지 않는 경우가 많다. 그렇게 되면 자신의 건강 상태를 객관적으로 파악하기가 매우 어려워진다. 예를 들어, 대사증후군에 관해 아무리 많은 지식을 쌓아도 스스로 수치를 측정할 수 있는 진단 기준은 허리둘레와 혈압 정도다. 중성지방 수치나 혈당치를 측정하는 건강진단을 받지 않고서는 예방, 개선도 불가능하다.

신뢰할 수 있고 인품이 좋은 가족 주치의를 두자

또 한 가지, 건강 유지를 위해서 '주치의(홈닥터)'를 두도록 하자. 자신의 건강 상태를 파악하고 있는 신뢰할 수 있는 의사가 있으면 건강을 유지하는 데 무엇보다도 큰 도움이 된다. 직장 등에서 건강진단을 받지 못할 경우에도 기본적인 검사는 받을 수 있으며, 정밀 검사가 필요할 때는 큰 병원에 소개장을 써줄 수도 있다.

자택이나 직장 근처의 병원 중에서 평판이 좋은 의사를 주치의로 선택하는 것이 좋으며, 특히 오랫동안 함께하려면 인품과 성격 등도 중요한 요소이므로 확실히 파악하도록 한다.

주치의와 협력해 건강을 유지하자!

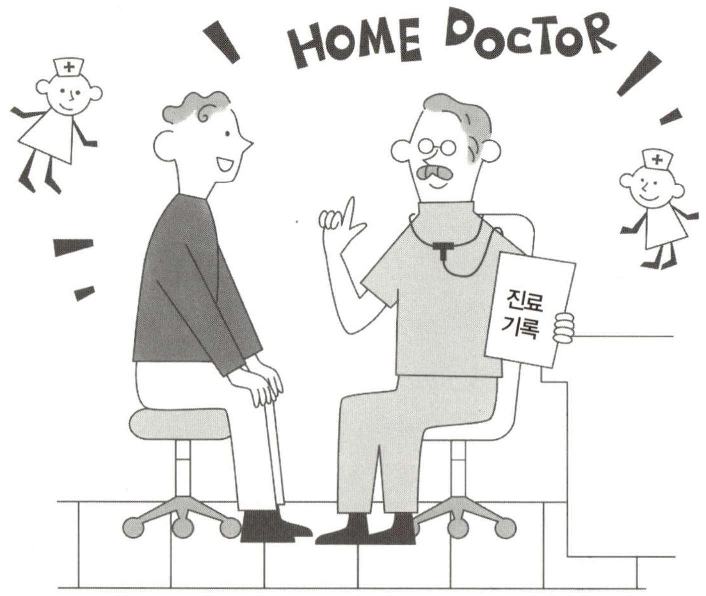

신뢰할 수 있는 주치의가 있으면 내장지방 퇴치의 든든한 아군이 되어 준다.

내장 비만을 퇴치하고 대사증후군을 예방, 개선하고자 민간요법에 의지하는 사람이 끊이지 않고 있다. 다이어트 등이 그 전형적인 예인데, '이 방법으로 순식간에 10kg 감량!' 같은 즉효성을 광고하는 방법은 일시적인 효과가 있을 뿐, 결국 몸을 더 아프게 할 뿐 아니라 예전보다 더 살이 찔 우려가 크다. 또 혈당치나 콜레스테롤 수치를 극적으로 낮춰준다는 민간요법도 대부분은 의학적 근거가 없다.

꾸준한 노력 없이는 건강을 얻을 수 없다. 안이하게 민간요법에 의지하지 말고 어디까지나 정공법으로 건강을 유지·향상시키기 위해 노력하자.

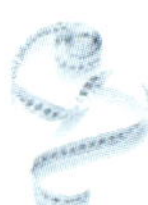

하루에도 몇 번씩 심하게 변하는 혈압,
조조 고혈압은 심근경색이나 뇌졸중을 부른다

최근에는 여러 종류의 고성능 혈압계가 시판되어 가정에서도 손쉽게 혈압을 측정할 수 있게 되었다. 그러나 언제 재봐도 정상이라고 해서 결코 안심해서는 안 된다. 혈압은 같은 날이라 해도 시간과 몸 상태, 정신 상태 등에 따라 심하게 오르내리기 때문이다.

특히 무서운 것이 '가면 고혈압'인데, 이것은 일상생활을 할 때는 혈압이 높은 상태로 유지되지만 진료를 받는 순간에는 혈압이 정상으로 나와 의료진이 적절한 처방을 내리는 데 장애가 되는 경우이다. 여기에는 조조 고혈압과 직장 고혈압(업무 중에만 고혈압이 된다) 등이 있는데, 그중에서도 조조 고혈압은 심근경색이나 뇌졸중을 유발할 우려가 크기 때문에 주의가 필요하다.

조조 고혈압은 그 이름처럼 낮에는 혈압이 정상 범위에서 안정되지만 이른 아침에는 고혈압이 되는 증상을 가리킨다. 조조 고혈압에도 두 가지 패턴이 있어서, 기상과 동시에 혈압이 급상승하는 '조조 상승형'과 수면 중에도 혈압이 떨어지지 않고 아침에 걸쳐 서서히 상승하는 '야간 지속형'으로 나눠진다. 두 유형 모두 심근경색을 초래할 위험이 큰데, 정상인과 비교하면 조조 상승형은 약 2배, 야간 지속형은 약 4배나 발병률이 높다고 한다. 또 다른 조사에서는 조조 '급상승형'인 사람의 무증후성 뇌경색 발병률이 정상인보다 2.7배나 높았다는 결과도 나왔다.

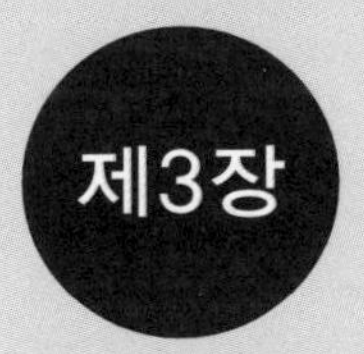

'내장지방'을 식사로 치료한다

편식하는 젊은이가 늘고 있다

현대는 편식의 시대라고 한다. 슈퍼마켓과 백화점 지하 식품 코너에는 육류와 어류, 채소류 등이 경쟁하듯 진열되어 있다. 또 거리로 나가 봐도 패스트푸드점에는 손님들이 줄을 서서 순서를 기다리고 있고, 유명한 파스타집이나 패밀리레스토랑 등도 맛집 열풍으로 북새통을 이루고 있다. 여기에 편의점이 거리 여기저기에 생겨나면서 24시간 언제나 컵라면과 과자 등을 구할 수 있게 되었다. '하루에 한 번은 라면을 먹어야 직성이 풀린다', '점심은 항상 패스트푸드점에서 햄버거로 해결하며, 포테이토칩도 항상 입에 달고 산다.'는 회사원과 젊은이가 증가 추세인 데는 이러한 배경이 자리 잡고 있다.

불규칙한 식사 시간이 내장지방을 만든다

현대인의 식생활습관도 크게 변화하고 있다. 예전에는 늦어도 저녁 7시에는 저녁 식사를 했지만, 요즘은 10시 이후에 식사를 하거나 야식을 먹는 저녁형 인간이 증가하고 있다. 또 성인은 물론 초등학생과 중학생들도 아침 식사를 거르는 숫자가 눈에 띄게 늘고 있다.

유아·초등학생 시기부터 '올바른 식사 태도'를 확립하는 것은 매우 중요하다. 이와 같은 포식, 편식, 불규칙한 식생활을 계속한다면 내장지방이 쌓이는 사람이 증가하는 것도 당연하다. 지금까지는 비만 방지의 초점이 '어떤 음식의 섭취를 줄이고 무엇을 많이 먹어야 좋을까?'에 맞춰져 있었지만, 이것은 그다지 의미가 없다. 그보다는 '언제, 어떻게 먹어야 하는가?'가 더 중요한 문제라고 할 수 있다. 요는 살이 잘 찌지 않는 타이밍과 식사법을 생각하는 편이 효율적이라는 것이다.

한쪽으로 치우친 식생활이 내장지방을 증가시킨다

저녁형 인간의 증가도 내장지방을 늘리는 원인 중 하나다. 밤 9시 이후의 음식물 섭취는 확실히 비만을 부른다.

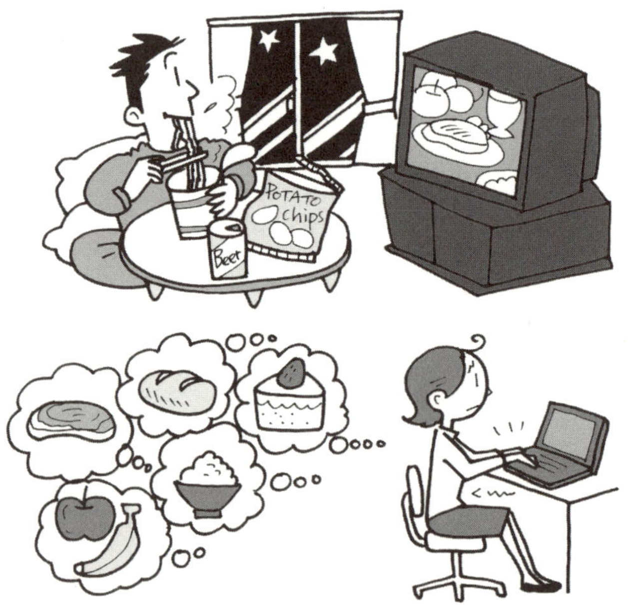

금지 음식을 정해 놓은 다이어트는 피하는 것이
좋다. 식생활의 기본은 영양 균형이다.

금지 음식을 정해 놓은 다이어트는 당장 그만둘 것

최근에는 여러 가지 다이어트 방법이 나와 있다. 그런데 그런 다이어트 방법들을 보면 대부분 섭취 에너지에만 지나치게 신경을 쓰는 듯하다. 다이어트를 할 때일수록 필수 아미노산이 풍부하게 들어 있는 양질의 단백질을 충분히 섭취하는 등 균형 잡힌 식생활이 필요하다. 기본적으로 먹지 말아야 하는 음식은 없다. '어떻게 먹느냐?' 가 문제이다.

만약 여러분이 내장지방을 퇴치하기 위해 금지 음식을 정해 놓은 다이어트를 하고 있다면 지금 당장 그만두는 편이 좋을 것이다.

쉽게 살찌게 하는 '17가지 습관'

늦게 자고 늦게 일어나며 저녁 식사와 야식을 많이 먹는 사람

비만의 원인은 유전과 나이 듦, 운동 부족, 스트레스 등 여러 가지 인데, 식생활만을 놓고 보자면 다음 페이지에 제시한 17가지 습관을 가진 사람이 살찔 확률이 높다고 할 수 있다. 마음에 걸리는 사람은 다음 항목을 참고로 하루빨리 식습관을 고치기 바란다.

식습관을 고치는 여섯 가지 포인트

① 저녁 식사나 야식을 많이 먹고 메뉴가 탄수화물이나 지방 중심이 지는 않은가? 또 간식의 횟수와 내용, 저녁 식사 시간을 재검토하자.

② 아침 식사를 하지 않는 사람의 수가 3년 전보다 성인과 아동 모두 명백히 증가했다. 이유는 '시간이 없다.', '식욕이 없다.' 등인데, 늦게 자고 늦게 일어나는 라이프스타일의 확산과 지나친 야식 등이 그 배경으로 생각된다.

③ 저녁 식사가 하루 에너지량의 대부분을 차지하는 것은 우리 식습관의 커다란 결점이다. 비만 예방을 위한 이상적인 에너지 섭취량의 분배는 아침 3, 점심 4, 저녁 3이다. 또 적어도 밤 9시 이후의 식사는 피하도록 하자.

154

채소와 멸치 등 잔고기류를 싫어하고 음식을 잘 씹지 않는 사람

④ 음식을 잘 씹지 않고 먹는 사람이 많아졌다. 비만인 사람은 채소나 질긴 음식의 섭취량이 적으며 부드러운 음식을 좋아하는 경향이 있다. 음식을 충분히 씹지 않으면 혈당치가 올라가 비만이 되기 쉽다. 식사 메뉴에 채소 요리와 잔고기류 등 잘 씹어 먹어야 하는 음식을 많이 준비하자.

⑤ 영양소 중에서는 칼슘과 비타민 B_1, B_2의 부족 현상이 보인다. 비타민 B군은 돼지고기와 간, 등 푸른 생선, 곡류의 배아 등에 많이 들어 있다.

⑥ 전체적으로 편식이 되지 않도록 '하루 30품목' 의 식품을 기준으로 되도록 많은 재료를 섭취하도록 하자.

비만에 걸리기 쉬운 17가지 생활습관

① 배가 불러야 식사를 한 것 같다.	② 빨리 먹으며 잘 씹지 않는다.
③ 아침 식사를 거른다.	④ 저녁 식사가 늦다.
⑤ 간식을 자주 먹는다.	⑥ 좋고 싫은 음식이 분명하다.
⑦ 외식 기회가 많다.	⑧ 폭식을 한다.
⑨ 회식이 많다.	⑩ 야식을 자주 먹는다.
⑪ 청량음료를 자주 마신다.	⑫ 음식을 필요 이상으로 많이 산다.

⑬ 기름진 음식을 좋아한다.　　⑭ 과일을 많이 먹는다.

⑮ 운동 부족이다.　　⑯ 저칼로리 조리법을 모른다.

⑰ 텔레비전을 볼 때 항상 무엇인가를 먹는다.

이상의 습관 중에서 아홉 개 이상 해당할 경우, 비만 경향이 매우 강한 식습관으로 판단된다.

모든 것의 기본은 균형 잡힌 식사

건강한 다이어트는 균형 잡힌 식사로부터

‘의식동원’ 이라는 말처럼 건강은 음식에서 만들어진다. 고칼로리에 영양 균형이 잡히지 않은 식사를 계속하면 결국은 내장지방형 비만에 그치지 않고 수많은 생활습관병으로 이어질 위험도 높다.

그렇다면 영양 균형이 잡힌 식사란 어떤 것일까? 탄수화물과 단백질, 지질의 3대 영양소에 비타민과 무기질, 카로틴을 추가한 여섯 가지 식품군을 많은 식품재료에서 골고루 섭취하는 것이 중요하다. 이러한 식사를 계속하면 지질이나 당질의 과잉 섭취를 방지하는 동시에 에너지 섭취량을 줄여 비만을 막을 수 있다.

내장지방의 퇴치를 목적으로 다이어트를 할 때도 하루 30개 품목 이상의 식품을 섭취하면 건강하고 효과적인 다이어트가 가능해진다.

비타민류와 카로틴이 풍부한 녹황색 채소를 추가하자

“여섯 가지 식품군으로 30개 품목 이상을 하루에 먹으라니, 도저히 무리야.”라고 말하는 사람이 있을 것이며, 여러 가지 이유에서 균형이 무너진 식생활을 하는 사람도 많을 것이다. 그러나 그리 어렵게 생각

1군 단백질

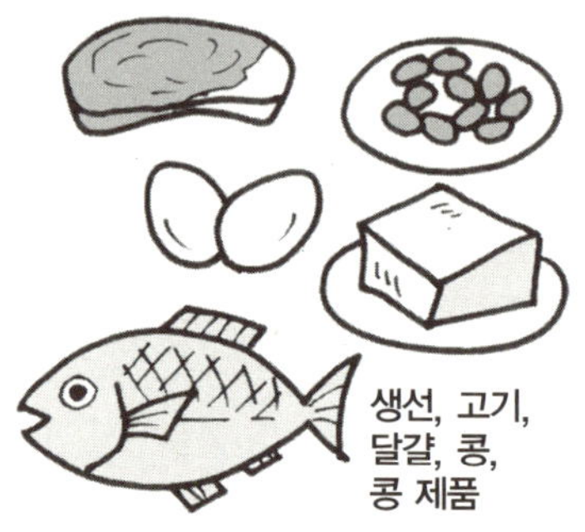

생선, 고기,
달걀, 콩,
콩 제품

2군 무기질(칼슘)

우유 · 유제품, 해조류,
잔고기류

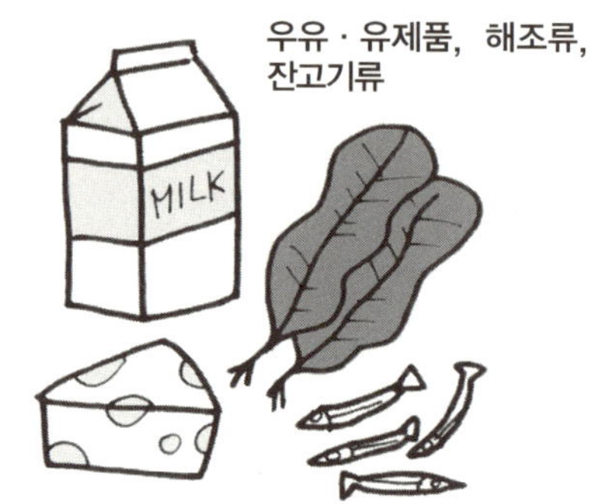

3군 카로틴

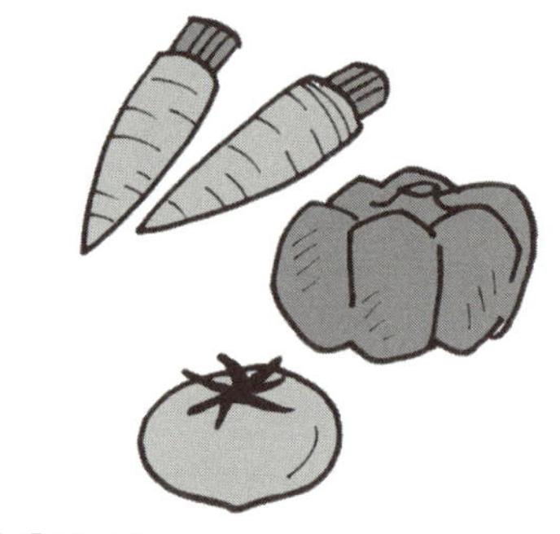

녹황색 채소

4군 비타민C

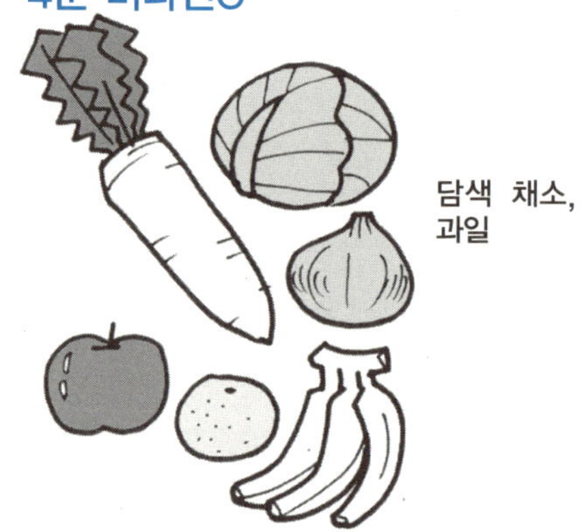

담색 채소,
과일

5군 탄수화물(당질)

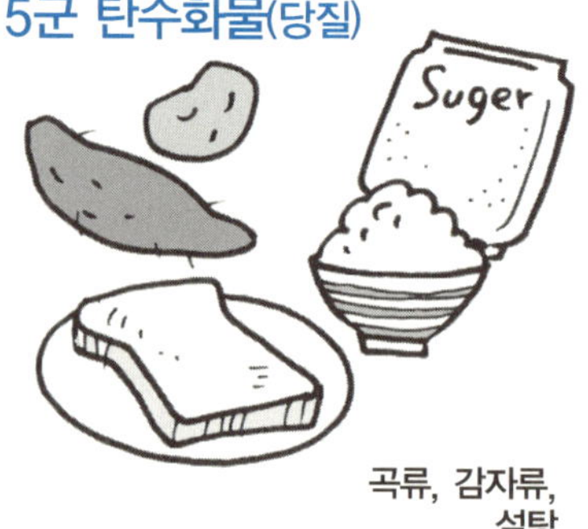

곡류, 감자류,
설탕

6군 지질(지방)

유지류, 지방이 많은 식품

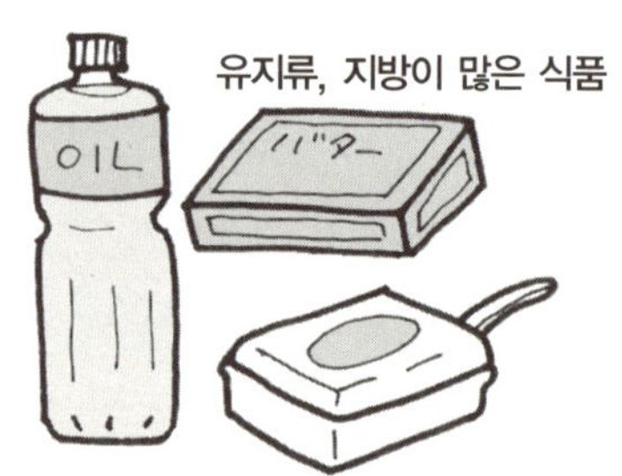

할 필요는 없다. 평소 식사에 채소를 많이 올려놓기만 해도 상당한 효과를 볼 수 있다.

예를 들어 상추나 양배추가 주재료인 채소 샐러드에 토마토와 오이, 피망 같은 녹황색 채소를 더하면 지질이나 당질을 분해해 에너지로 만들어 주는 비타민류나 활성산소를 감소시키는 베타카로틴을 보충할 수 있다. 게다가 우엉과 무 등의 뿌리채소와 버섯류를 추가하면 변비를 방지하고 불필요한 콜레스테롤과 중성지방을 배출시켜 주는 식이섬유를 풍부하게 섭취할 수 있다.

한식 · 일식 · 양식 · 중식의 장점과 단점을 알아두자

내장지방을 빼는 데 효과적인 한식

내장지방을 예방 · 개선하려면 세 끼 모두 균형 잡힌 식사를 하는 것이 이상적이다. 그러나 점심 식사를 외식으로 해결할 때가 많은 직장인에게는 매우 어려운 일이다. 따라서 평소에 먹을 기회가 많은 한식, 일식, 중식, 양식 요리의 장점과 단점을 파악하고, 부족한 부분은 아침 식사나 저녁 식사로 보충하는 방법을 권한다.

먼저 한식과 일식은 채소를 많이 이용하여 영양소의 조화로운 섭취와 건강한 식습관 유지에 도움을 주며, 특히 자연 발효 음식은 건강에 이롭다는 장점이 있다. 근래 한식이 내장지방을 빼는 데 다른 어떤 음식보다 효과가 있다는 연구결과가 나오는 등 한식의 우수성이 점차 알려지고 있는 추세다. 그러나 밥 위주의 식단은 다른 영양소에 비해 탄수화물을 과량 섭취하게 될 염려가 있으며, 밥과 함께 먹는 국, 찌개 등으로 인한 염분 섭취량도 필요 이상 많다는 단점이 있다. 또한 다소 소홀히 하다보면 단백질 섭취가 부족해질 염려도 있다. 특히 칼슘, 섬유질, 철분 등의 섭취는 권장량에 미달되고 있다. 따라서 현미와 잡곡밥을 늘리고 물, 채소 등은 많이 섭취하도록 한다.

한식, 일식

생선구이 정식
에너지량도 적으며,
염분의 과잉 섭취에
주의하면
이상적인 식사

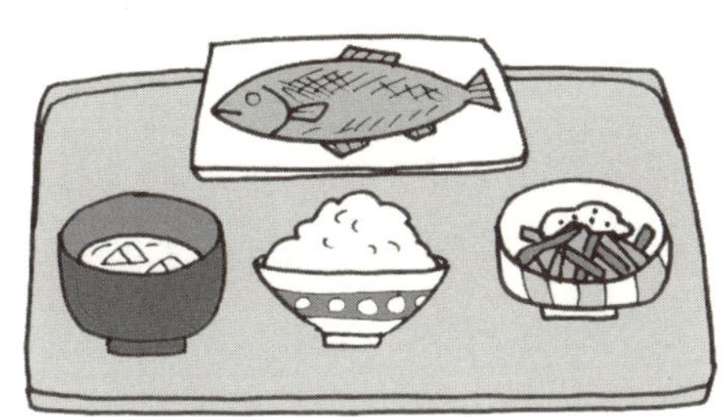

양식

햄버그스테이크 정식
육류 외에 버터나 생크림이
많기 때문에 지질의
과잉 섭취에 요주의

중식

탕수육 정식
조리에 기름을 사용하기
때문에 고칼로리가 되기
쉽지만 영양가는 높다

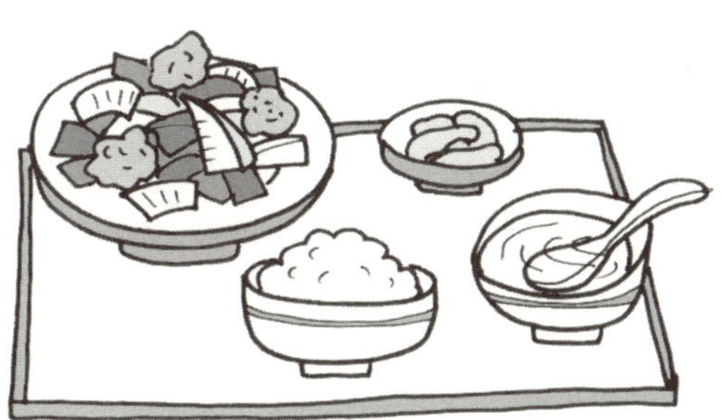

이상에 가까운 일식. 다만 염분이 많고 유제품이 적다

일식은 ① 에너지 섭취량이 많지도 적지도 않은 적정한 수준이고 ② 3대 영양소의 섭취 에너지 비율이 이상에 가까우며 ③ 동물성 식품과 식물성 식품의 균형이 잘 잡혔고 ④ 비타민, 미네랄, 식이섬유가 풍부하며 ⑤ 조리법이 날것으로 먹기, 데치기, 튀기기, 볶기, 찌기, 끓이기 등 다양하다는 등의 장점이 있다. 그러나 염분량이 많고 유제품의 섭취가 부족하다는 등의 단점도 있다.

기름을 사용하는 양식과 중식. 칼로리 과다 섭취에 주의

한편 중식은 다채로운 식재료와 기름을 교묘히 사용해서 만들기 때문에 다양한 맛을 즐길 수 있는데, 조리에 '반드시'라고 해도 좋을 만큼 기름을 많이 사용해 고칼로리가 되기 쉽다는 결점이 있다. 다만 채소 등을 비교적 많이 섭취할 수 있으며 단시간에 조리되기 때문에 비타민류 등이 그다지 소실되지 않는다는 이점도 있다.

또한 양식은 버터와 기름, 치즈, 크림을 사용하는 조리법이 많아 아무래도 고칼로리가 되기 쉽다. 소스와 드레싱 등도 예상 밖으로 칼로리가 높으니 주의하기 바란다.

그러나 무엇을 먹어야 하느냐'가 아니라 '무엇을 어떻게 먹어야 하느냐'다. 기름을 사용할 때가 많은 중식이 고칼로리인 양식도 먹는 양을 적절히 조절하면 충분히 즐길 수 있다.

하루 세 끼에는 각각의 역할이 있다

식사의 질과 양뿐 아니라 먹는 타이밍도 생각한다

내장지방량을 줄이려면 식사의 질과 양뿐 아니라 하루 세 끼를 언제 먹을 것인지 그 타이밍도 생각해야 한다. "아침은 안 먹어. 딱히 배도 고프지도 않고 입맛도 없어서……."라며 오랫동안 습관적으로 아침을 걸러 온 사람도 있는데 이것은 큰 잘못이다. 하루에 필요한 에너지량을 점심 식사와 저녁 식사로만 섭취하면 필연적으로 한 끼의 분량이 많아져 불필요한 에너지가 축적되기 쉽기 때문이다. 먼저 하루 세 끼 식사가 각각 어떤 역할을 하는지 이해하고 세 끼를 모두 적절한 타이밍에 먹도록 하자.

아침 식사는 몸을 눈 뜨게 하는 데 꼭 필요하다

아침 식사는 반드시 오전 9시 전까지 섭취하도록 하자. 아침은 밤에 자고 있을 때와 마찬가지로 부교감 신경이 계속 우위에 있으며 몸은 아직 잠들어 있는 상태다. 아침 식사는 몸을 눈 뜨게 하고 대사 활동을 촉진해 에너지를 원활하게 소비하도록 하기 위해서도 필요하다. 또 점심 식사는 오전 활동으로 사용된 에너지를 보급하고 오후부터의 활

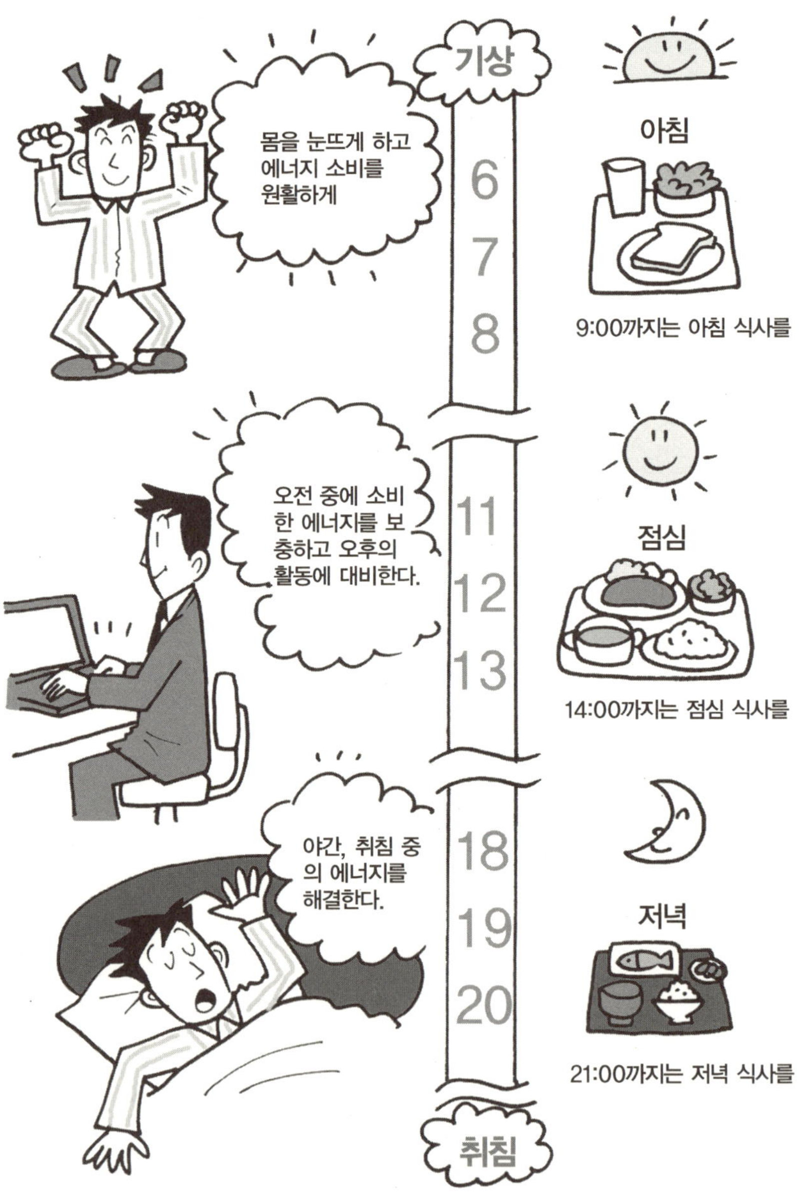
몸을 눈뜨게 하고 에너지 소비를 원활하게
기상
6
7
8
아침
9:00까지는 아침 식사를
오전 중에 소비한 에너지를 보충하고 오후의 활동에 대비한다.
11
12
13
점심
14:00까지는 점심 식사를
야간, 취침 중의 에너지를 해결한다.
18
19
20
저녁
21:00까지는 저녁 식사를
취침

동에 대비하기 위해 늦어도 오후 2시까지는 먹도록 하자.

문제는 저녁 식사다. 저녁 식사는 원래 밤에 잠을 자는 동안 소비되는 에너지를 해결할 만큼의 식사량이면 충분하기 때문에 많이 먹을 필요가 없다.

비만 예방의 관점에서도 이상적인 에너지 섭취량의 분배 비중은 아침 3, 점심 4, 저녁 3이다. 그러나 우리는 일반적으로 하루 섭취 에너지의 대부분은 저녁 식사에서 얻는 것이 현실이다. 게다가 최근에는 저녁 10시, 11시의 늦은 시간에 저녁 식사를 하는 사람이 많아졌고, 그 결과 '아침에 식욕이 없는' 악순환에 빠지는 것이다. 이래서는 비만을 방지하는 건강한 식생활이라고는 할 수 없다. 저녁 식사는 늦어도 9시까지 먹는 것이 바람직하다.

불규칙한 식사가 내장지방을 축적시킨다

하루 세 끼를 꼬박꼬박 먹는 것이 비만 방지의 원칙

이 장의 첫머리에서 '어떻게 먹을 것인가=식생활 습관이 문제' 라고 지적했다. 이것은 필자가 매일 진료를 하는 가운데 솔직히 느낀 인상이다.

최근 현대인의 식습관은 상당히 엉망이라고 단정지을 수밖에 없는 것이 현실이다. 지금까지 줄곧 지적해 왔지만, 먼저 하루 세 끼를 꼬박꼬박 먹는 사람이 적어졌다는 것이 문제다. 아침 식사를 거르면 점심 식사 등으로 에너지가 한꺼번에 흡수되기 때문에 오히려 살찌기 쉬워지며, 내장지방도 잘 쌓인다. 비만 방지나 건강 유지를 위해서는 역시 하루 세 끼 식사를 규칙적으로 하는 것이 원칙이다.

또 늦게 자고 늦게 일어나는 사람은 아무래도 저녁 식사량이 늘어날 뿐 아니라 야식으로 라면을 먹거나 출출한 속을 채우려고 과자 등을 먹는 일이 많다.

야간은 소화 흡수가 활발, 하지만 먹으면 비만의 원인이 된다

밤은 인간에게 자는 시간이다. 어두워지면 인간의 생체 리듬은 내

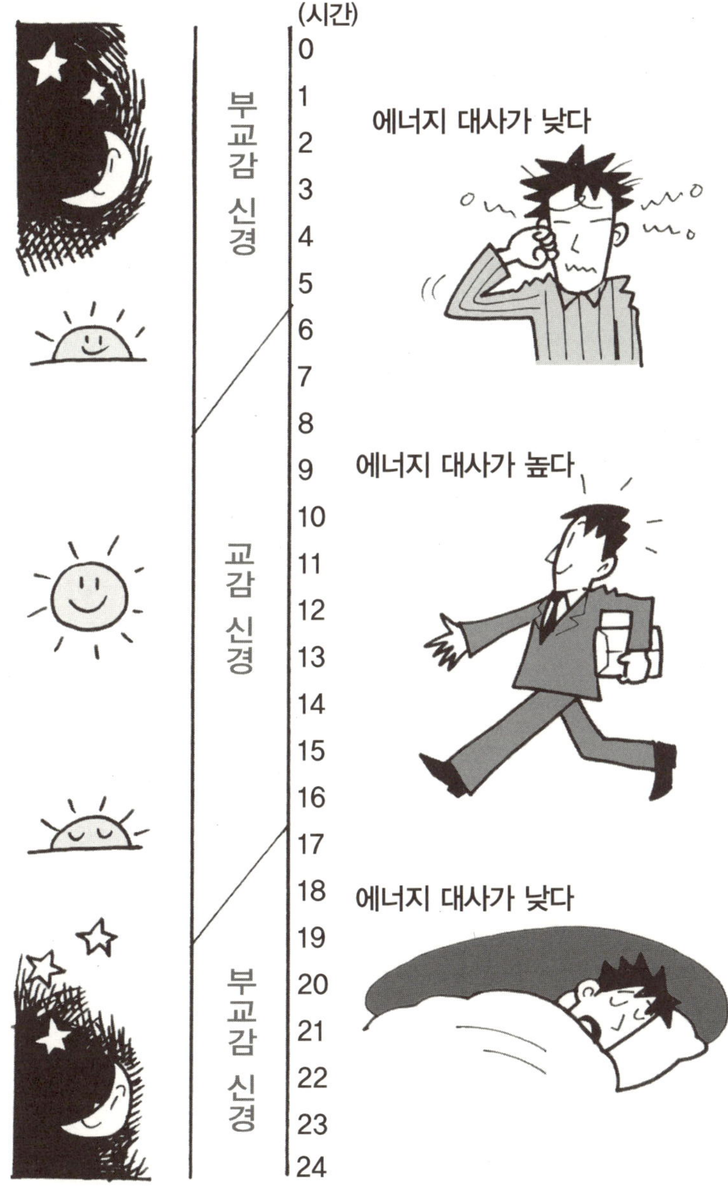
(시간)
0
1
2
3
4
5
6
7
8
9
10
11
12
13
14
15
16
17
18
19
20
21
22
23
24
부교감 신경
교감 신경
부교감 신경
에너지 대사가 낮다
에너지 대사가 높다
에너지 대사가 낮다

장의 활동을 관장하는 부교감 신경의 활동이 우위를 차지해 소화 흡수 능력이 좋아지지만 에너지 대사는 그다지 없으므로 과식하면 비만이 되기 쉽다.

최근에 '밤에 먹는 것이 비만을 초래하는 요인'임을 증명할 수 있는 호르몬(2003년 초에 교토 대학에서 발견된 GIP 호르몬*)과 체내 시계를 관장하는 물질(같은 해에 니혼 대학 약학부에서 보고된 BMAL1)이 발견되었다. 야식과 비만의 메커니즘은 아직 연구의 여지가 남아 있기는 하지만, 큰 관계가 있다는 사실은 알게 되었다.

그러므로 비만 방지를 위해서는 무엇보다도 먼저 규칙적인 생활을 하고 야식을 피해야 한다. 모호한 정보에 현혹되지 말고 이것을 출발점으로 삼는 것이 중요하다.

---

*GIP 호르몬: 지방세포에 지방을 담아 넣는 작용을 하며, 특히 밤에 잠을 자는 동안에 많이 분비된다.

항상 조금 모자란 듯 먹는다

조금 모자란 듯할 때 그만 먹는 것이 건강 유지와 다이어트를 위한 비결

'위장의 8부 정도만 차도록 먹으면 의사도 필요 없다.', '배도 몸의 일부' 등 일본에는 옛날부터 과식을 경계하는 말과 속담이 많이 전해져 오고 있다. 의학이 발전하지 않은 시대부터 내려온 '건강의 지혜'라고 할 수 있을 텐데, 이것은 포식의 시대를 살아가는 현대인에게도 그대로 적용된다. 특히 배가 부를 때까지 먹는 습관은 비만을 방지하는 데 큰 걸림돌이다. 항상 조금 모자란 듯 먹는 습관을 들이도록 하자.

사람의 위장의 크기(용량)는 평균적으로 1.3~1.4L 정도이지만, 과식을 계속하면 위장 속의 공간은 점점 커진다. 그러면 많이 먹어도 포만감을 얻지 못하기 때문에 더 먹게 되고, 그 결과 위장은 또 커지는 악순환이 발생한다. 여기에 섭취 에너지량도 점점 증가하는 것은 말할 것도 없다. 이렇게 되면 불필요한 에너지가 지방으로 바뀌어 피부 밑과 내장에 붙는 것도 시간문제다. '조금 더 먹고 싶은데……', '조금 아쉬워.'라고 생각될 때 참는 것이 예나 지금이나 내장지방의 축적을 막고 건강하게 생활하기 위한 비결이다.

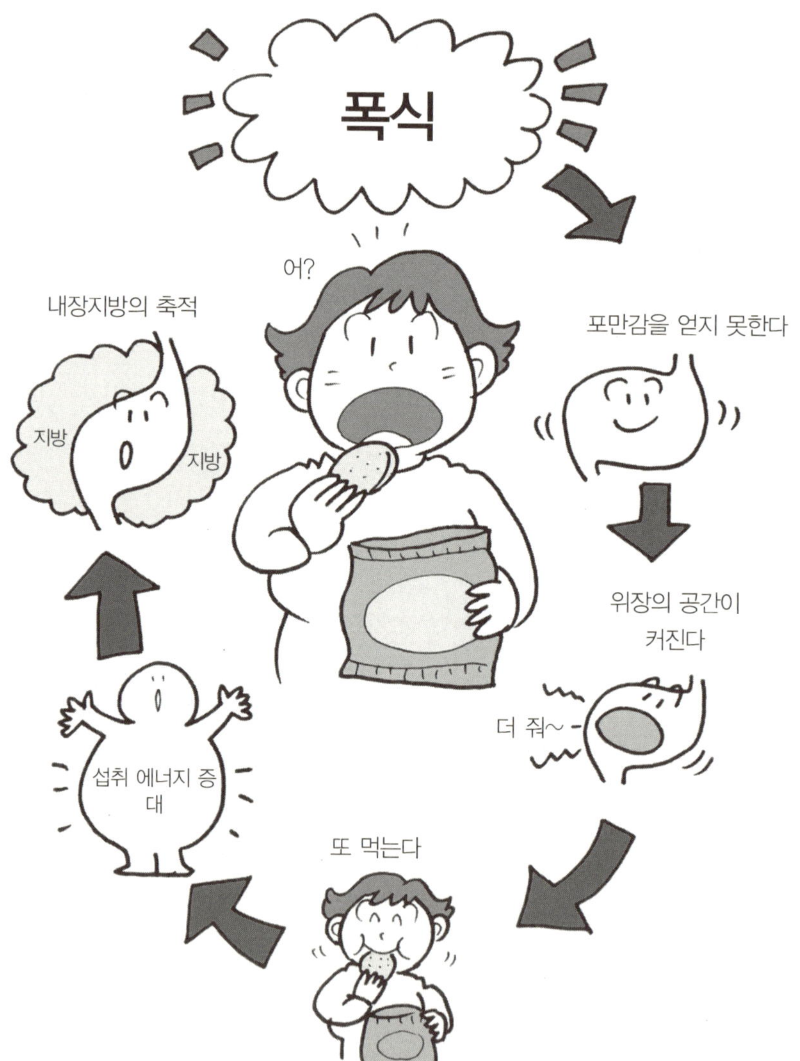

폭식을 하거나 빨리 먹는 사람은 포만중추가 작동해 제동을 걸기 전에 과식해버리므로
주의해야 한다.

포만중추는 15분 후에 작동한다

그러나 "그런 건 잘 알지만 참을 수가 없어."라고 말하는 사람이 많은 것도 사실이다. 그런 사람들은 먼저 식사 방법을 되돌아보자. 과식, 폭식을 하는 사람은 음식을 잘 씹지 않고 급하게 먹는다. 그러면 포만중추가 15분 후에 작동하기 때문에 먼저 음식을 대량으로 먹어 버려 아무래도 과식이 되고 만다.

시간을 들여서 천천히 먹으면 포만중추와 보조를 맞춰 포만감을 얻을 수 있으므로 식욕도 조절하기 쉽다.

꼭꼭 씹는 습관이
내장지방형 비만을 예방한다

히스타민이 식욕중추를 자극해 포만감을 만들어낸다

최근 텔레비전의 음식 소개 방송에서 뚱뚱한 연예인을 자주 본다. 그들은 예외 없이 음식을 빨리 먹는데, 자못 맛있다는 표정으로 마치 흡입하듯 먹어 치운다. 그 모습을 볼 때마다 나도 모르게 그런 식습관은 비만의 원인이라고 주의를 주고 싶어진다.

앞에서 '꼭꼭 씹어서 천천히 먹으면 살이 잘 찌지 않는다.'고 설명했다. 천천히 꼭꼭 씹으며 식사를 하면 몸속에서 인슐린이 분비될 뿐 아니라 뇌에서 히스타민이라는 뇌 내 물질이 증가해 포만중추를 자극한다. 그 결과 적은 식사량으로도 포만감을 얻어 과식을 방지할 수 있다. 히스타민은 중뇌의 저작중추에서 분비되므로 꼭꼭 씹을수록 분비량이 늘어나 더욱 식욕을 억제하는 좋은 순환 고리를 형성한다.

앞(50페이지)에서도 다루었듯이 지방세포에서 분비되는 렙틴이라는 물질도 식욕을 억제하고 에너지 소비를 촉진하는 작용을 하는데, 히스타민이 렙틴의 활동에도 관여한다는 사실이 밝혀졌다. 꼭꼭 씹을수록 히스타민이 증가하고 렙틴도 활동해 식욕을 더욱 억제하게 해 주는 것이다.

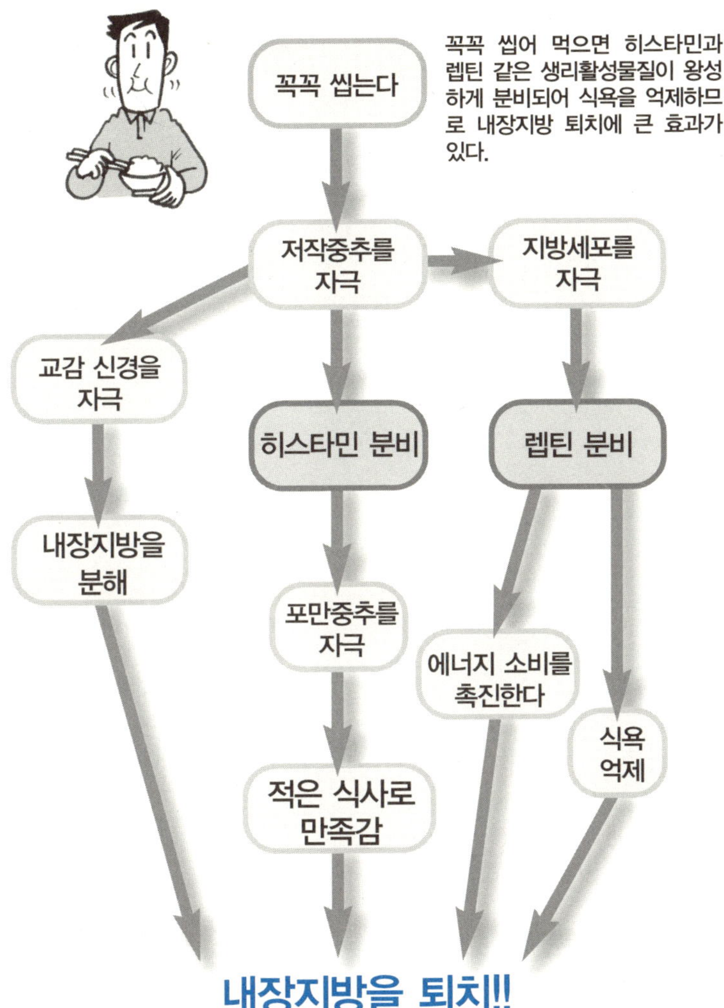

배가 부를 때까지 먹지 않으면 직성이 풀리지 않는다는 사람은 꼭 실천해 보기 바란다.

히스타민이 교감 신경을 자극하면 내장지방이 줄어든다

또한 히스타민은 교감 신경을 활발히 활동시키는 작용도 한다. 장간막 주변에 붙어 있는 내장지방은 지방 중에서도 가장 교감 신경의 영향을 많이 받는다. 즉 교감 신경의 활동이 높아질수록 내장지방도 잘 분해된다.

꼭꼭 씹으며 천천히 식사를 하면 히스타민의 분비가 높아져 식욕이 억제되고, 그와 동시에 교감 신경이 활발히 활동해 내장지방을 연소시킬 수 있다.

저에너지 식품을 효과적으로 섭취한다

하루에 필요한 에너지량을 초과하지 않도록 조절한다

비만이 되거나 내장지방이 쌓이는 커다란 원인 중 하나는 지금까지 설명했듯이 지나친 에너지 섭취다. 비만을 방지하려면 먼저 자신에게 필요한 하루 적정 섭취 에너지량을 알고 그것을 넘지 않도록 식사량을 조절하는 것이 중요하다. 41페이지를 참고로 여러분의 적정량을 계산해 보자.

아울러 식사의 질도 신경 써야 한다. 비만을 방지하기 위해, 먹어서는 안 되는 음식은 원칙적으로 없다. 다음에서 설명하겠지만, 되도록 탄수화물을 줄이도록 노력하면서 다양한 식품을 통해 균형 있게 먹는 것이 중요하다.

에너지가 가장 많이 필요한 단백질과 탄수화물의 소화

이미 살이 찐 사람, 내장지방이 잔뜩 붙은 사람은 역시 총 에너지량을 억제해야 효율적인 다이어트가 가능해진다. 예를 들어, 같은 고기를 먹더라도 지방이 많은 부분은 피한다. 또 단백질을 섭취할 때는 에너지량이 많은 동물성보다는 식물성 단백질을 섭취하도록 한다. 여기

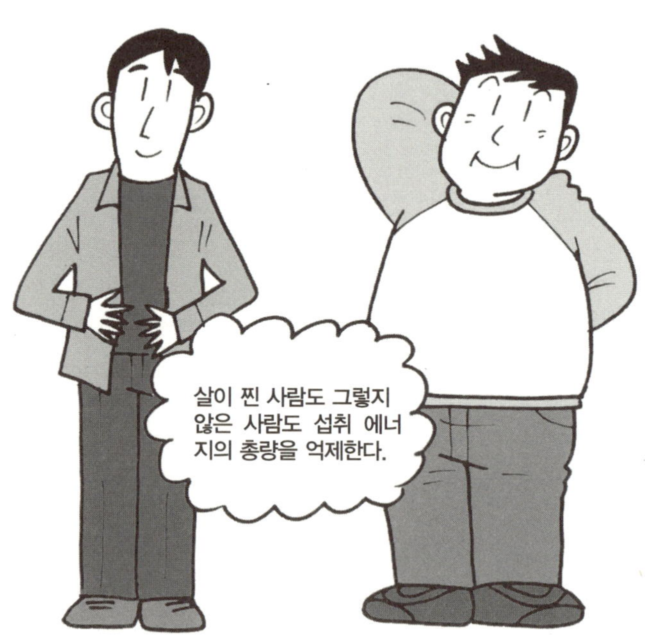
살이 찐 사람도 그렇지
않은 사람도 섭취 에너
지의 총량을 억제한다.

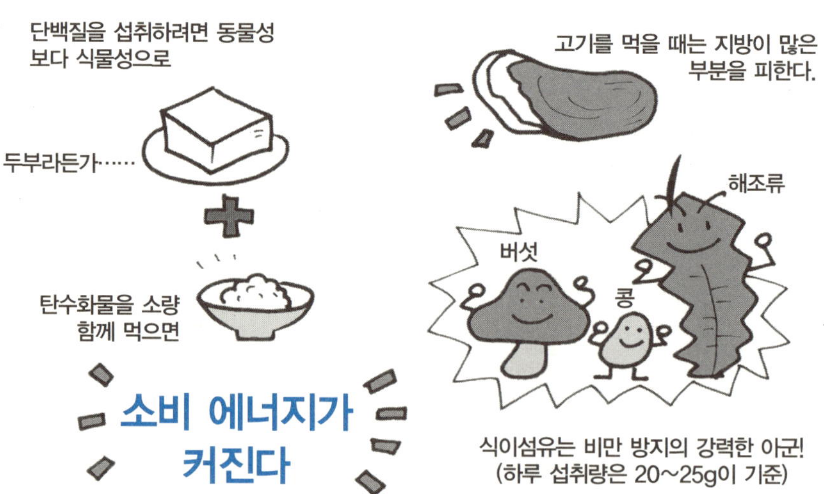
단백질을 섭취하려면 동물성
보다 식물성으로

두부라든가……

탄수화물을 소량
함께 먹으면

소비 에너지가
커진다

고기를 먹을 때는 지방이 많은
부분을 피한다.

해조류

버섯

콩

식이섬유는 비만 방지의 강력한 아군!
(하루 섭취량은 20～25g이 기준)

에 단백질과 탄수화물(당질)을 합하면 위장이 소화, 분해, 흡수하는 과정에서 가장 많은 에너지가 소비된다. 단백질만 먹기보다 탄수화물을 조금 함께 먹는 편이 다이어트에는 더 효과적이다.

식이섬유도 꼭 필요하다. 특히 수용성 식이섬유는 불필요한 콜레스테롤을 흡수해 몸 밖으로 배출하는 작용을 하며, 그 밖에 수분을 빨아들여 부피가 커지므로 포만감을 느낀다는 장점도 있다. 버섯과 콩류, 해조류 등 저에너지에 식이섬유가 많은 식품은 비만 방지의 강력한 아군이 되어줄 것이다.

저탄수화물이 내장지방을 퇴치한다

당질의 에너지가 남아서 지방으로 축적된다

섭취하는 총 에너지량을 억제하기 위해 지방분이 많은 식품을 줄이라고 하면, 고기 섭취를 줄이고 밥이나 빵, 국수 등을 먹으면 되느냐고 생각하는 사람도 있을 것이다. 그런데 여기에 함정이 숨어 있다. 사실 몸에 지방을 축적시키는 원인이 되는 것은 지질보다도 당질(탄수화물)이라는 것이다.

우리가 탄수화물을 섭취하면 소화 흡수 단계에서 포도당으로 분해되어 에너지로서 온몸에 운반된다. 그리고 혈액 속의 포도당(혈당)이 증가하면 췌장에서 인슐린이라는 호르몬이 왕성하게 분비되어 포도당을 에너지로 바꾸고, 주로 간장이나 근육, 혈액 속 등에 글리코겐으로 저장된다.

몸은 이렇게 해서 축적된 글리코겐을 필요할 때 에너지로 사용하는데, 사용되지 않은 채 남아 버린 에너지가 있으면 그 분량은 전부 중성지방으로 변해 피하지방이나 내장지방이 되어 몸속에 쌓이게 된다. 지방보다도 탄수화물이 더 에너지원으로 사용되며 남은 분량이 체지방으로 축적되기도 더 쉽다. 그래서 추천하는 방법이 '저탄수화물 다

178

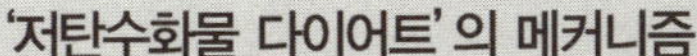

탄수화물은 당으로 변화

저축 에너지(지방)가 소비된다

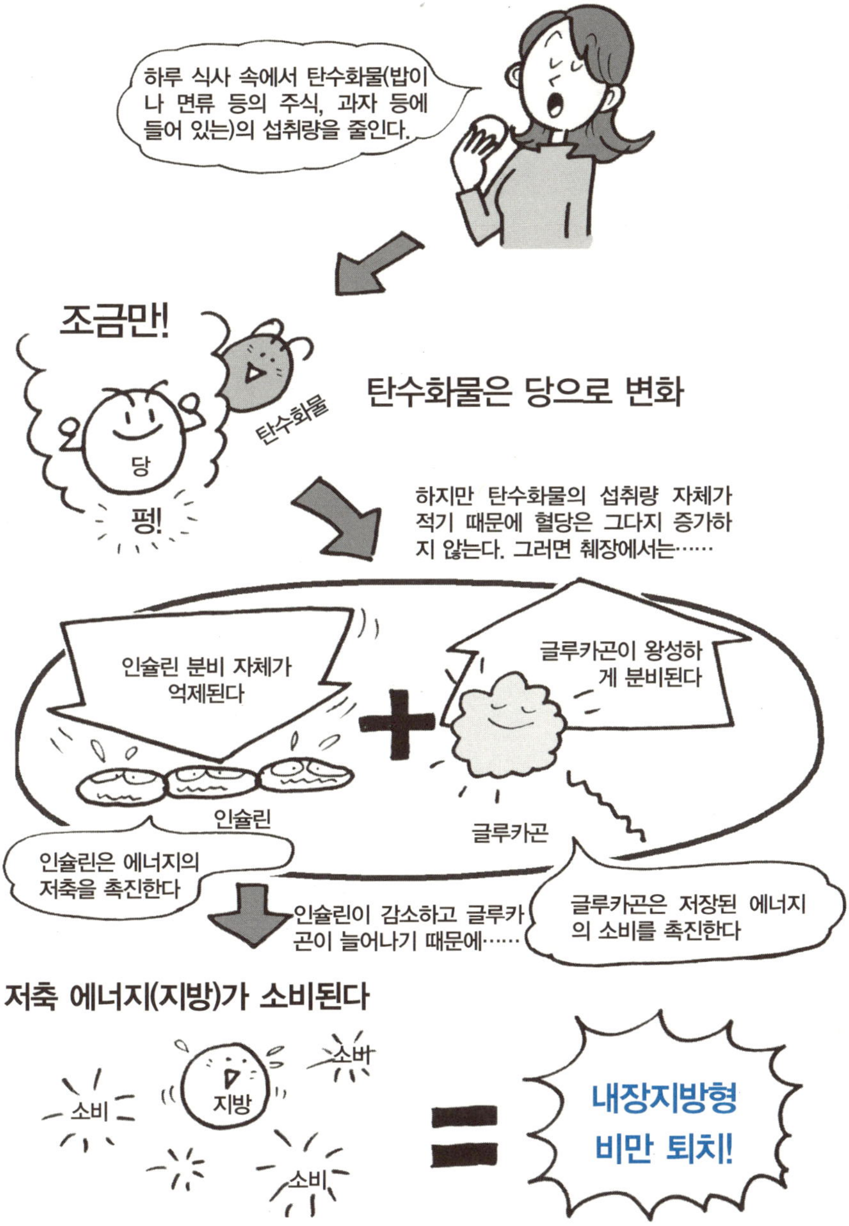

이어트' 다. 이것은 하루 식사에서 밥이나 빵, 면류, 과자류 등에 들어 있는 탄수화물의 섭취량을 줄임으로써 비만을 개선하는 다이어트법이다.

글루카곤이라는 호르몬이 에너지 소비를 촉진한다

식사에서 탄수화물의 섭취량을 줄이면 몸속의 혈당 증가가 억제되어 인슐린 분비량이 감소한다. 그리고 한편으로 몸속에 저장되었던 에너지의 소비를 촉진하는 글루카곤이라는 호르몬이 풍부하게 분비되는데, 이것이 몸속의 지방을 효율적으로 연소시켜 준다.

따라서 내장지방형 비만을 방지하거나 개선하는 최대의 비결은 '저탄수화물' 에 있는 것이다.

탄수화물을 전혀 섭취하지 않으면 머리가 멍해져

내장지방을 퇴치하는 데 '저탄수화물'이 좋다고 하니까 일시적으로 전혀 섭취하지 않으면 다이어트 효과가 훨씬 높아지지 않겠느냐고 생각할 수도 있을 것이다. 실제로 그런 다이어트가 영미 각국에서 대유행했으며, 우리에게도 '할리우드 다이어트' 혹은 '황제 다이어트' 같은 이름으로 알려져 있다. 참고로 이 다이어트법은 미국의 의사인 애킨스 박사가 당뇨병식을 변형시켜 고안한 것으로, 기본적인 개념은 저탄수화물 다이어트와 같다.

그러나 애킨스 박사의 다이어트법을 그대로 실천하면 머리가 멍해지거나 짜증이 느껴질 때가 있다. 탄수화물이 부족하면 뇌가 유일한 영양분으로 삼는 포도당이 부족해져 활동이 나빠지기 때문이다.

탄수화물의 섭취량을 조금씩 줄여간다

한국과 일본의 식사 내용을 보면 하루 식사의 총 에너지량에서 탄수화물이 차지하는 비율이 미국인이 평균 45%인 것에 비해 약 65%로 높다. 밥이나 면류를 자주 먹기 때문인데, 그렇다고 이것을 단숨에 섭

과자		곡류		채소	
찐빵	약 2개 562kcal	밥	약 2공기 454kcal	고구마	약 1.5개 418kcal
찹쌀떡	약 2.7개 447kcal	우동	약 1.6그릇 486kcal	감자	약 2.8개 432kcal
양갱	약 0.6개 423kcal	메밀국수	약 1.9그릇 508kcal	산마	약 1.5개 478kcal
카스텔라	약 3조각 504kcal	식빵	약 3.5장 565kcal	호박	약 0.5개 441kcal
슈크림	약 7.5개 1,100kcal	라면	약 1.7그릇 510kcal	양배추	약 38장 442kcal
쇼트케이크	약 2.5개 728kcal	스파게티	약 1.5접시 524kcal	오이	약 22개 466kcal
도넛	약 4.5개 882kcal	크루아상	약 4개 1,021kcal	토마토	약 10개 405kcal
꼬치 떡	약 3.5개 442kcal	소면	약 1.7인분 493kcal	가지	약 37개 442kcal
팬케이크	약 2.8개 483kcal	콘플레이크	약 3끼 분 457kcal	양파	약 5.6개 420kcal
애플파이	약 3조각 930kcal	난(인도 전통 빵)	약 3장 550kcal	당근	약 5.5개 410kcal
타르트	약 2.7개 481kcal	프랑스 빵	8.7센티미터 485kcal	파	약 9개 389kcal
쑥떡	약 3개 440kcal	인절미	약 4개 468kcal	우엉	약 3개 423kcal
롤빵	약 5.6개 651kcal	피자 도우	약 3.2장 525kcal		

(일본 《저탄수화물 다이어트
일주일 완전 식단》에서)

취를 끊으면 타격도 크다. 그러므로 극히 단기간에 체중을 줄여야 할 경우라면 몰라도 장기적이고 건강한 다이어트를 계획하는 사람에게는 어울리지 않는다.

그래서 '저' 탄수화물 다이어트를 추천하는 것이다. 이것은 탄수화물의 섭취량을 무리가 없는 범위에서 조금씩 줄여나가 최종적으로 하루 100g까지 줄이는 방법이다.

즉 현재 한국인 일일 탄수화물 섭취량은 16~ 50세일 경우 하루 평균 375~438g 정도인데, 이것을 300g, 250g 등 단계적으로 줄여가는 것이다. '무리가 없는 범위'에는 개인차가 있으므로 한 달이 걸리는 사람도 있고 두 달이 걸리는 사람도 있다. 조급하게 하다가 요요가 되어버리면 아무런 의미가 없으므로 서두르지 말고 꾸준히 노력하자.

탄수화물 100g을 세 끼에 나눠서 먹는다

그렇다면 최종 목표인 탄수화물 100g은 어느 정도의 양일까? 구체적인 식품으로 살펴보자면 밥은 하루에 약 두 공기, 우동은 1.6그릇, 식빵은 6등분을 기준으로 3.5장 정도다. 이것을 아침 40g, 점심 40g, 저녁 20g으로 나눠서 먹는 것이 이상적이다.

밥을 주식으로 삼는 한국인에게는 너무 적은 양이 아닌가 생각하는 사람도 있을 것이며, 저녁 식사만으로 100g을 초과해 버리는 사람도 있을 것이다. 그러나 탄수화물의 섭취를 줄이면 육류와 어류를 많이 먹을 수 있기 때문에 그다지 스트레스를 받지 않을 것이다.

지방 섭취를 완전히 끊으면 오히려 역효과를 부른다

'악당'인 포화지방산도 몸에는 꼭 필요한 성분

최근에는 지방을 비만과 생활습관병의 원흉이라며 악당 취급하는 경향이 강하다. 그러나 지방도 원래는 생명을 유지하기 위한 에너지원이며 몸의 세포와 조직을 구성하는 데 꼭 필요한 영양소다.

지방을 구성하는 지방산은 크게 두 종류로 나뉜다. 고기와 버터 등 동물성 지방에 많은 포화지방산과 어류, 식물 등에 많이 들어 있는 불포화지방산이다. 포화지방산을 지나치게 섭취하면 중성지방과 콜레스테롤이 증가해 각종 생활습관병을 유발한다고 알려져 있지만, 그래도 몸의 기능을 유지하는 데 꼭 필요한 영양소다.

생선이나 콩류 제품에는 양질의 지방이 들어 있다

등푸른 생선 등의 어류에는 DHA(docosahexaenoic acid)와 EPA(eico sapentaenoic acid)라는 불포화지방산이 풍부하게 들어 있어서 중성지방 수치와 콜레스테롤 수치를 내려 주고 혈전을 용해시키는 효과도 있다. 한편 두부나 된장, 청국장 같은 콩류 제품에는 사람의 몸에서 합성하지 못하는 리놀산이라는 필수 지방산이 들어 있다. 리놀산에는

불포화지방산

이중결합을 둘 이상 포함하는 것

화학 구조식에서 탄소와 탄소 사이가 이중결합으로……

이중결합을 하나 포함하는 것

다가 불포화지방산

단가 불포화지방산

리놀산 등

알파-리놀렌산 등

올레산 등

콜레스테롤을 낮춘다.
리놀산에는 혈압 안정 등의 효과가 있지만, 악성 콜레스테롤과 함께 양성 콜레스테롤도 감소시키며 열 등으로 산화되기 쉽다는 등의 단점도 있다.

DHA · EPA도 여기에 해당된다.
생선에 많이 들어 있는 DHA와 EPA에는 콜레스테롤과 중성지방을 감소시키는 효과가 있을 뿐 아니라 동맥경화의 예방·개선과 뇌의 노화 방지 등 다양한 건강 효과가 있다.

악성 콜레스테롤 수치를 낮춘다.
올리브기름에 많이 들어 있는 올레산은 악성 콜레스테롤을 감소시키는 한편 양성 콜레스테롤은 감소시키지 않는 효과가 있다. 노화를 방지하는 비타민E도 풍부하다.

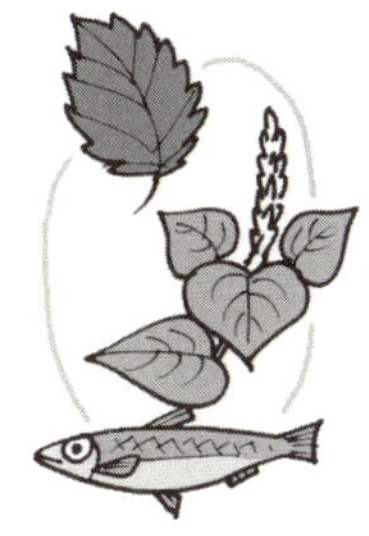
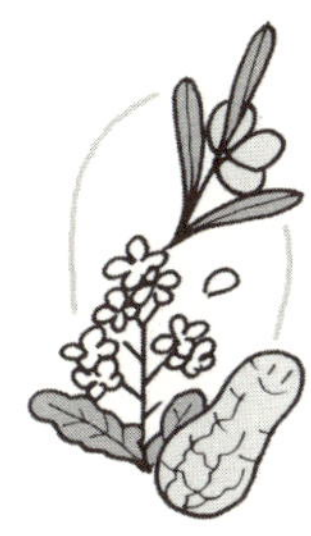

혈압 안정 효과가 있으며, 콜레스테롤의 분해에 도움이 될 뿐 아니라 식물 섬유와 칼륨도 풍부하기 때문에 중성지방의 흡수를 억제하는 효과도 기대할 수 있다.

이처럼 지방도 다양한 역할을 한다. 따라서 비만을 예방하고 개선하려면 무조건 지방분의 섭취를 끊으면 된다고 단순하게 생각해서는 곤란하다. 그보다는 지방분이 부족해졌을 때 몸이 입게 될 폐해가 더 크다. 요컨대 지방산의 질과 특성을 생각하며 조리해 식탁에 올리는 것이 중요하다.

이미 내장지방형 비만으로 진단받은 사람이나 걱정이 되는 사람은 정어리나 꽁치 같은 등푸른 생선, 두부나 된장, 청국장 같은 콩류 제품을 하루에 한 번은 먹도록 하자.

다이어트에 성공하기 위해 명심해야 할 일곱 가지

요요가 되지 않는 건강한 다이어트를

'지금까지 수없이 다이어트를 해 왔지만 성공한 적이 없다.', '다이어트를 했더니 오히려 살이 쪘다.' 이런 사람은 아마도 특정 식품을 멀리 하거나 단식을 하는 다이어트를 해 오지 않았을까? 요요가 없는 진정 건강한 다이어트는 영양이 균형 잡힌 규칙적인 식사를 할 때 비로소 성공할 수 있다. 따라서 다이어트는 일주일이나 한 달 만에 목표를 달성할 수 있는 것이 아니라는 점을 가슴에 새기면서 시작하도록 하자.

앞으로 다이어트를 시작하려는 사람은 다음의 7가지를 명심하길 바란다. 또 이 7가지를 실천하려면 ① 다이어트의 목적을 명확히 하고 ② 영양과 건강에 대해 공부하며 ③ 스스로 요리를 만들고 ④ 다이어트의 효과와 지속의 필요성 등을 스스로 판단하는 것이 중요하다. 그렇게 하면 식사에 대한 관심이 더욱 높아지며, 자신의 몸에 맞는 요리를 하는 습관이 붙을 뿐만 아니라 더 나아가서는 안전하고 건강하며 지속적인 다이어트를 할 수 있기 때문이다.

이런저런 다이어트법에 손을 대지만 곧 좌절하거나 요요를 반복하

❶ 칼로리와 영양의 균형을 생각하면서 먹는다.
❷ 아침 식사를 반드시 먹는다.
❸ 꼭꼭 씹으며 천천히 먹는다.
❹ 간식을 줄이고 정해진 시간에 먹는다.
❺ 효과적인 운동을 한다.
❻ 영양과 건강에 대해 공부하고, 다이어트의 폐해도 안다.
❼ 장기적이고 무리가 없는 다이어트를 계획한다.

무리 없는 다이어트를 성공시키기 위해
① 다이어트의 목적을 명확히 가진다.
② 영양과 건강에 대해 공부한다.
③ 스스로 요리를 만든다.
④ 다이어트의 효과와 계속할 필요가 있는지 스스로 판단한다

는 사람은 그럴 때마다 자신의 몸에 부담을 주어 오히려 뚱뚱해지기 쉬운 체질을 만들고 만다. 다이어트에 관한 올바른 지식과 마음가짐을 갖추는 것이 무엇보다 중요하다.

'살 좀 찐 게 뭐가 나쁜데!' 라고 생각하는 당신에게

외래 환자를 진료하다 보면 "살이 찐 게 뭐가 나쁩니까! 저는 맛있는 거 실컷 먹으면서 즐겁게 사는 쪽을 선택하겠습니다"라고 말하는 사람을 종종 본다. 분명히 그것은 선택의 자유이므로 각자의 판단에 맡기는 수밖에 없다. 그러나 그런 사람일수록 마음속에는 질병에 대

무엇을 위해 다이어트를 하는지, 어떤 다이어트가
건강에 좋은지 등을 철저히 인식하자!

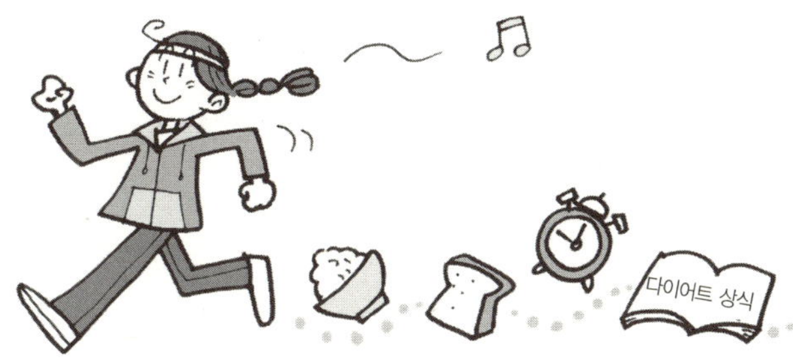

한 불안이 많다는 사실을 나는 임상 현장에서 배웠다.

그래서 '지도'가 아니라 '제안' 또는 '정보 제공'이라는 형태로 비
만에 관한 이야기를 한다. 처음에는 '살을 빼려면 비장한, 절망적인,
비인간적인 과정을 거쳐야만 한다.'는 선입견을 없애는 것부터 시작
하자.

유제품으로
다이어트의 충격을 완화한다

다이어트 중에도 비타민과 칼슘을 적극적으로 섭취하자

다이어트 중에는 특히 영양 균형에 신경을 써야 한다. 그중에서도 칼슘이나 비타민류, 단백질류는 부족하면 몸 상태가 나빠지고 정신이 불안정해지며 뼈가 약해지는 등 몸에 심각한 피해를 줄 수 있다.

그런 의미에서 거의 무지방에 단백질과 칼슘이 풍부한 탈지유를 추천한다. 벌꿀 등을 조금 넣어서 뜨거운 물에 녹여 마셔도 좋고, 음식에 큰 숟가락 하나 정도를 넣어 요리해도 좋다. 아마 영양가뿐 아니라 맛도 좋을 것이다.

영양 보충을 목적으로 유제품 등의 간식을 먹자

다이어트 중에는 '간식 금지'가 상식처럼 여겨지고 있는데, 간식을 잘 먹으면 빈속을 일시적으로 달랠 수 있을 뿐 아니라 식사만으로는 부족해지기 쉬운 영양소를 보충할 수도 있다. 식후 2~3시간이 지나 속이 출출해졌는데 다음 식사까지 3시간 이상 남았다면 간식이 절대 금물이라고는 할 수 없다. 다만 먹는 양을 조절하고, 스낵과 케이크 종류는 피하며, 유제품(우유나 탈지유, 치즈, 요구르트 등), 비타민류가 많은

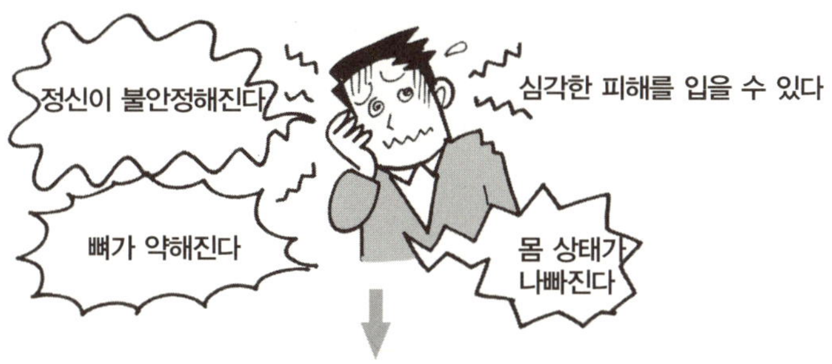

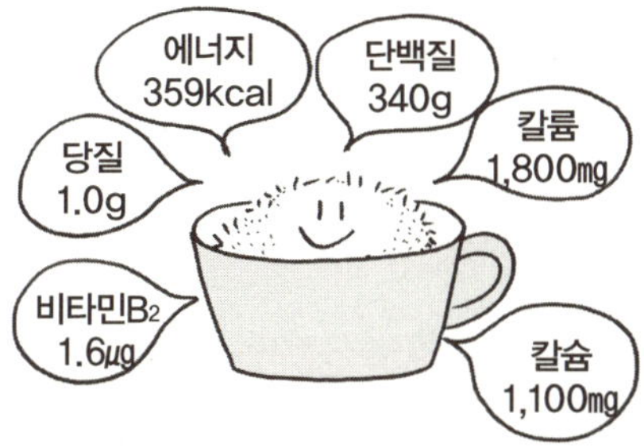

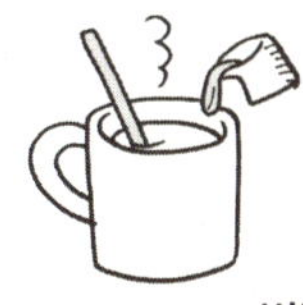

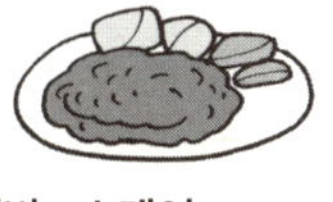

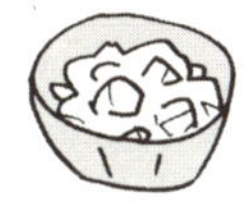

과일을 먹도록 하자. 설탕이 많은 과자도 완전히 배제할 필요는 없다. 특히 업무 등으로 피곤할 때나 육체노동을 했을 때는 우유와 소량의 단 과자 등을 함께 먹으면 좋을 것이다.

등푸른 생선의 DHA와 EPA가 불필요한 지방을 몰아낸다

내장지방형 비만이 걱정되는 사람이나 이미 내장지방형 비만인 사람이 꼭 먹었으면 하는 것이 정어리, 꽁치, 고등어 등의 등푸른 생선이다. 이러한 생선에 들어 있는 DHA와 EPA는 불포화지방산으로, 저밀도 콜레스테롤과 중성지방 같은 불필요한 지방분을 퇴치하고 고밀도 콜레스테롤을 증가시키는 작용을 한다.

다만 불포화지방산은 산화하기 쉽다는 약점이 있으므로 장시간에 걸쳐 햇빛이나 공기에 노출된 건어물이나 오래되어 색이 변질된 생선은 피하고 제철에 잡은 싱싱한 생선을 먹는 것이 좋다.

불포화지방산을 풍부하게 함유하고 있다고는 해도, 기름이 오른 다랑어의 뱃살이나 방어, 뱀장어 등은 에너지량이 많으므로 과식하면 지방과 콜레스테롤을 과다 섭취해 비만으로 이어질 위험성이 있다. 아무리 맛있어도 과식은 삼가도록 하자.

생선을 뺀 비만 · 내장지방 식단은 있을 수 없다

요즘은 가정의 식탁에 생선 요리가 잘 올라오지 않게 되었다. 그 경

EPA		DHA	
갈치	290mg	전어	396mg
전갱이	408mg	갈치	517mg
삼치	480mg	도루묵	709mg
연어	492mg	전갱이	748mg
도루묵	523mg	연어	820mg
전어	694mg	정어리	1,140mg
꽁치	844mg	삼치	1,190mg
방어(천연)	899mg	꽁치	1,400mg
고등어	1,210mg	방어(천연)	1,780mg
다랑어	1,290mg	고등어	1,780mg
정어리	1,380mg	칠성장어	2,610mg
칠성장어	2,030mg	다랑어	2,880mg

(식용 부위 100g당)

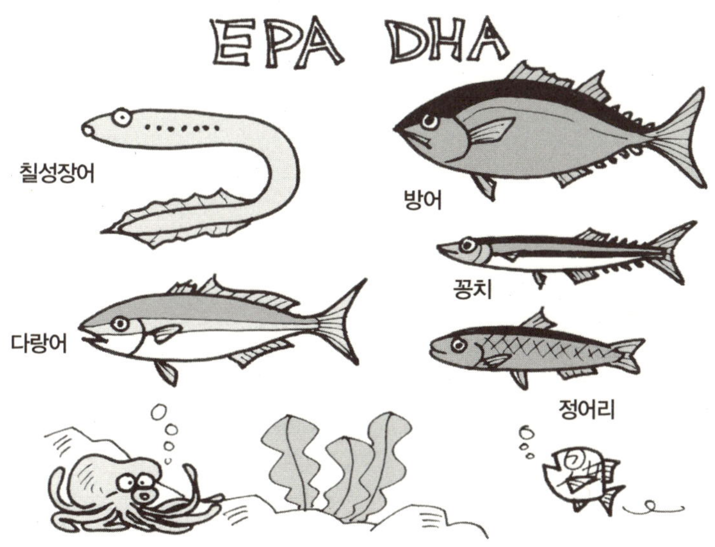

향은 젊은 세대일수록 두드러지는데, '생선은 잔뼈가 많아서 먹기 어렵다.', '생선 눈깔이 기분 나쁘다.', '비린내가 나고 내장이 있어서 요리하기가 어렵다.' 등과 같은 이유로 멀리할 때가 많은 듯하다. 그러나 그런 이유로 생선을 먹지 않는 것은 참으로 안타까운 일이다. 잔뼈 때문에 싫다면 살점만 발라내 포장한 제품을 사 먹어도 되고, 내장 때문에 조리하기가 귀찮다면 생선 가게에서 다듬어 달라고 부탁하는 방법도 있다.

평소의 건강 유지와 내장비만 대책은 생선 없이는 불가능하다고 해도 과언이 아닐 정도다. 신선한 등푸른 생선을 조금이라도 더 많이 먹도록 노력하기 바란다.

비타민B2가 살찌지 않는 몸을 만든다

가능하다면 아무리 먹어도 살찌지 않는 몸이 되고 싶다! 비만이나 내장지방으로 고민하는 사람이라면 누구나 이런 생각을 할 것이다. 안타깝게도 이것은 불가능하다. 하지만 채소와 해조류, 콩류 제품 등은 많이 먹어도 살이 찔 염려가 없으며, 적극적으로 섭취할수록 '지방이 잘 쌓이지 않는 몸'에 가까워질 수 있다.

채소와 해조류는 비타민이나 비네랄, 식물 섬유를 풍부하게 함유하고 있어 건강 유지에는 빼놓을 수 없는 식품이다. 또 콜레스테롤을 낮추는 리놀산이 들어 있는 콩류 제품도 매일 먹으면 좋은 식품인데, 지방이 잘 쌓이지 않는 몸을 원한다면 비타민B2가 풍부한 차조기와 파슬리, 까치콩 등을 의식적으로 섭취하면 좋을 것이다.

다이어트 중에 부족해지기 쉬운 비타민B2, 버섯이나 청국장으로 보충하자

비타민B2는 탄수화물이나 지질의 대사를 촉진해 에너지로 바꾸는 효소의 작용을 돕는 영양소다. 그러므로 다이어트에 성공하고 살이

비타민B₂의 식사 섭취 기준(mg/일)

연령	남성				여성			
	추정 평균 필요량	권장량	기준량	상한량	추정 평균 필요량	권장량	기준량	상한량
18~29	1.3	1.3	–	–	1.0	1.2	–	–
30~49	1.3	1.6	–	–	1.0	1.2	–	–
50~69	1.2	1.4	–	–	1.0	1.2	–	–
70 이상	0.9	1.1	–	–	0.8	0.9	–	–
임산부(초기)					+0	+0	–	–
(중기)					+0.1	+0.2	–	–
(후기)					+0.3	+0.3	–	–
수유기					+0.3	+0.4	–	–

(후생노동성 《일본인의 식사 섭취 기준(2005년도판)》에서)

비타민B₂가 많이 들어 있는 식품

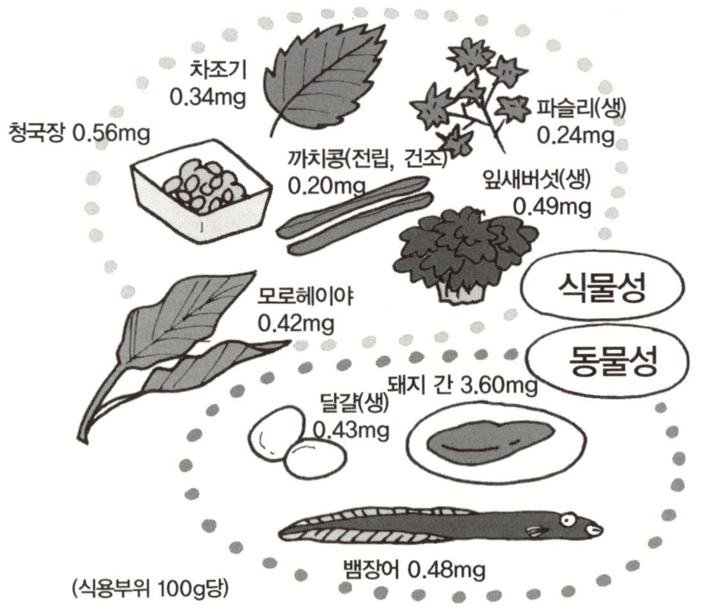

(식용부위 100g당)

잘 찌지 않는 체질을 만들려면 꼭 필요한 비장의 카드라고 할 수 있다.

비타민B2는 수용성이라 체내에 '축적' 되지 않는다. 그러나 성인의 하루 평균 섭취량은 남성이 1.2mg, 여성이 1.0~1.4mg 정도로 추정되므로, 일반적으로 필요한 만큼은 거의 섭취하는 것으로 보인다(앞 페이지의 표를 참조). 다만 다이어트 중인 사람이나 항상 인스턴트식품을 먹는 사람은 아무래도 부족할 수 있다.

비타민B2는 돼지나 소의 간, 달걀, 뱀장어 등에 많이 들어 있는데, 다이어트 중인 사람에게는 고에너지인 것이 마음에 걸린다. 그럴 때는 저에너지 식품인 버섯이나 청국장 등을 이용하면 좋을 것이다. 만약 식사로 섭취하기가 어렵다면 비타민 보충제를 이용하는 것도 효과가 있다.

식이섬유가 에너지 과잉 섭취를 방지한다

내장지방을 퇴치하고 다이어트에 성공하려면 '영양이 없는 영양소'라고 부르는 식이섬유가 꼭 필요하다. 식이섬유는 식물성 식품에 들어 있는 성분 중 하나로, 사람의 소화 효소로 분해되지 않고 변을 잘 나오게 하며 유해 물질과 불필요한 콜레스테롤을 흡수해 몸 밖으로 배설하는 일을 한다. 이 때문에 동맥경화와 당뇨병, 대장암, 고지혈증 등의 예방과 개선에 효과가 있다.

또 식이섬유는 수분을 흡수해 부피가 커지기 때문에 섭취하면 위 속에서 부풀어 포만감을 주므로 그만큼 에너지 과잉 섭취를 방지한다는 장점이 있다. 즉, 다이어트 시 식이섬유를 많이 섭취하면 공복감을 느끼지 않으면서 식사량과 간식 섭취량을 줄일 수 있다.

한천이나 곤약 요리를 적극적으로 먹자

식이섬유가 풍부한 식품은 감자류와 해조류, 버섯류 등이다. 이러한 식품을 되도록 매일 식탁에 올리도록 하자. 특히 해조류가 재료인 한천은 다이어트에 중요한 식재료다.

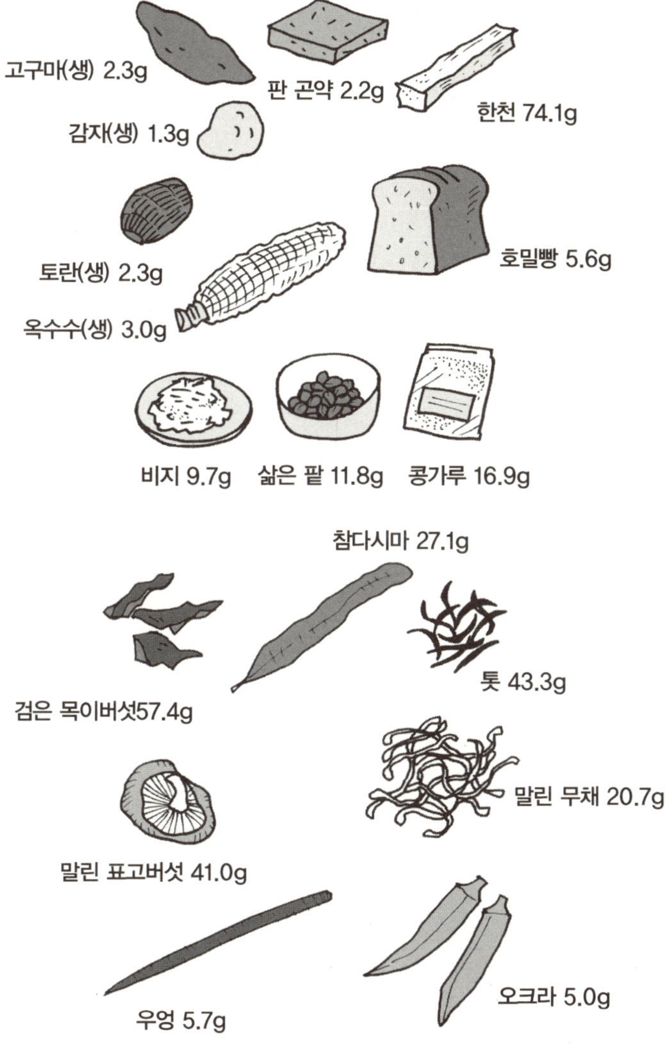

(〈제5차 개정 일본 식품 표준성분표〉에서)

예를 들어 쌀과 함께 넣고 밥을 하면 윤기가 도는 맛있는 밥이 되고, 냄비 요리나 끓임 요리에 넣어도 한천이 들어 있다는 것을 모른 채 맛있게 먹을 수 있다. 그 밖에 곤약이나 우엉, 무 등을 넣은 뿌리 채소 요리를 궁리해 보는 것도 좋을 것이다.

과일, 설탕이 많은 단맛 음식은 내장지방형 비만을 부른다

주스와 캔커피는 다이어트의 큰 적!

다이어트를 하면서 밥이나 빵 같은 탄수화물이나 고기 등의 지방을 줄이려고 노력하는데도 '생각만큼 효과가 나지 않는다.', '지방이 전혀 빠지지 않는다.' 고 고민하는 사람이 많다. 열심히 다이어트를 하는데 그에 걸맞은 효과가 없으면 흥이 나지 않아 다이어트를 계속할 마음이 사라진다.

그런데 그런 사람들을 보면, 참는 대상을 잘못 선택하는 경우가 있다. 혹시 밥이나 고기를 안 먹으면서 주스나 과일, 설탕이 많은 과자류는 항상 먹고 있지 않은가? 그건 과당이나 자당을 지나치게 섭취해 스스로 다이어트를 물거품으로 만드는 셈이다.

과당이나 자당은 흡수가 빠르고 지방이 되기 쉽다

앞(65페이지)에서도 다루었듯이 과당은 소화 효소로 그 이상 분해할 수 없는 당(당질의 최소 단위, 즉 단당류)으로, 포도당이나 과일에 많이 들어 있으며 단맛이 그다지 강하지 않다는 특징이 있다. 자당은 포도당과 과당이 결합한 당(이당류)으로, 설탕의 주성분이며 설탕과 거의 같은 의미로 사용된다.

이러한 당은 밥 등에 들어 있는 다당류보다 흡수가 빠르고 몸속에서 지방이 되기 쉬운 골치 아픈 특성이 있다. 즉 밥을 적게 먹어도 설탕이나 과당이 들어 있는 주스나 청량음료를 많이 마시면 체지방을 몰아낼 수 없다.

주스뿐 아니라 바나나나 밀감, 사과 같은 과일도 너무 많이 먹으면 내장지방을 쌓는 원흉이 되니 충분한 주의가 필요하다. 참고로 사과나 오렌지로 만든 100% 과즙주스 한 병에는 설탕으로 작은 숟가락 7개 분량의 당분이 들어 있으며, 캔커피는 저당 제품이라고 해도 작은 숟가락 3개, 일반 제품은 약 9개 분량의 당분이 들어 있다.

또 운동을 할 때 마시는 스포츠 음료에는 미네랄이 많이 들어 있지만, 마시기 편하도록 과당도 넣기 때문에 지나치게 마시면 당분을 과다 섭취할 수 있다.

스포츠 음료는 같은 양의 물로 희석해 마신다

다이어트를 위해 운동을 할 때, 수분을 보충하기 위해 스포츠 음료를 마시는 사람이 많을 것이다. 이 스포츠 음료를 마실 때는 염분 함유량이 많으므로 같은 양의 물로 희석할 것을 권한다.

반면 녹차나 커피, 홍차는 모두 에너지가 없고 카페인을 함유하고 있는데, 카페인은 신진 대사를 높이며 체지방을 줄이는 작용을 하므로 다이어트 중에는 적합한 음료다.

식품명	에너지(kcal)	탄수화물(g)
토마토주스(100%)	17	40
사과주스(스트레이트 100%)	44	11.8
사과주스(50%)	46	11.5
사과주스(30%)	46	11.4
귤주스(스트레이트 100%)	41	10.6
귤주스(50%)	47	10.8
귤주스(30%)	41	10.0
오렌지주스(스트레이트 100%)	42	11.0
포도주스(스트레이트 100%)	55	14.5
파인애플주스(스트레이트 100%)	41	11.0
그레이프프루트 주스(스트레이트 100%)	40	10.3
과실 색 음료(무과즙 탄산)	51	12.8
사이다	41	10.2
콜라	46	10.4
캔커피	38	8.2
커피우유	56	7.2
과일맛 우유	46	9.9
요구르트(음료형)	65	12.2

〈〈제5차 개정 일본 식품표준 성분표〉에서

인스턴트식품을 효과적으로 활용하자

인스턴트식품으로도 균형 잡힌 식사를 할 수 있다

맞벌이 부부와 독신 생활자가 늘어난 현대 사회에서 인스턴트식품이나 편의점에서 파는 도시락은 없어서는 안 될 필수품처럼 보인다. 이에 대해 인스턴트식품이나 미리 만들어 놓은 반찬, 편의점 도시락으로는 균형 잡힌 영향을 섭취할 수 없는 것이 아닐까, 내장지방이 쌓이게 하는 결과를 부르지 않을까 하고 불안감을 느끼는 사람도 있을 것이다.

그러나 그다지 걱정할 필요는 없다. 인스턴트식품이나 미리 만들어 놓은 반찬으로도 품목의 수를 다양하게 준비하면 영향 균형을 잡을 수 있으며, 평소에 좀처럼 만들기 어려운 반찬을 1인분만 살 수도 있다.

물론 인스턴트식품에만 의존하면 채소 섭취량이 부족해지는 등 영양 균형을 잃을 수 있으므로 샐러드 같은 간단한 요리는 직접 준비해 효과적으로 영양 균형을 유지하도록 노력하자.

편의점에서 파는 단품 요리는 서로 조합해 먹으면 된다

편의점 도시락의 반찬은 햄버그스테이크나 불고기 등 지질이 많은

플레인 요구르트

칼슘이 듬뿍 들었다. 식사 후 디저트 등으로 추천

해조류 샐러드

각종 비타민과 미네랄 외에 식이섬유가 풍부하다. 주먹밥 등을 먹을 때는 반드시 함께 먹자!

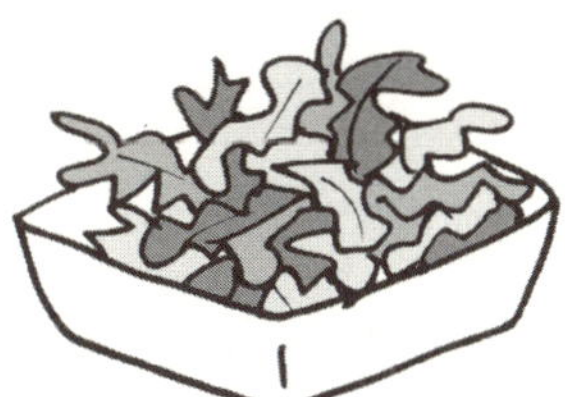

닭고기 튀김

간편한 단백질 보급원. 주먹밥이나 면류 등 당질이 많은 식사에 조합하면 좋다

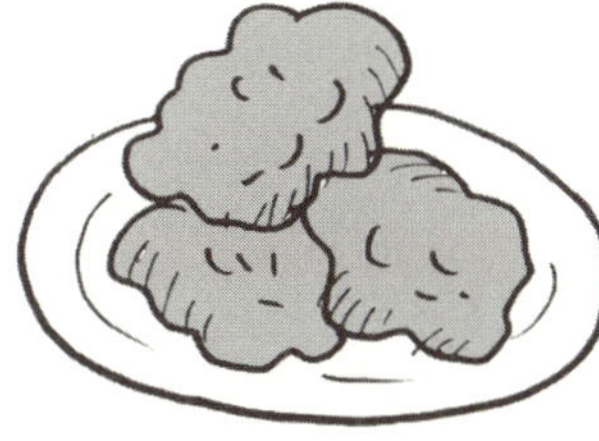

찬 생두부

양질의 식물성 단백질이 풍부하다. 각종 정식에 곁들여 먹자

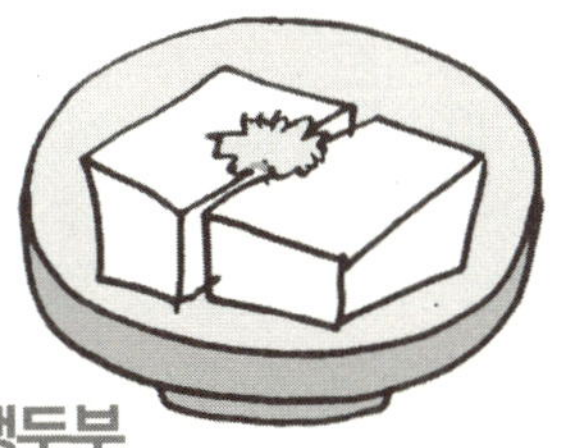

우엉 무침

비타민 외에 식이섬유가 듬뿍 들었다. 육류 중심의 도시락과 함께 먹자

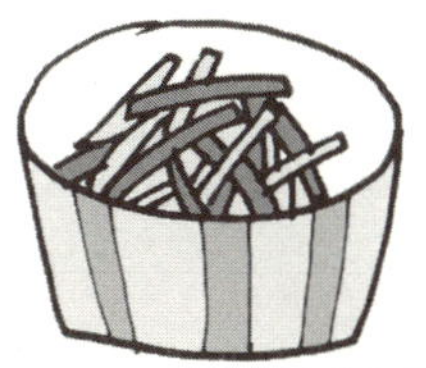

주먹밥

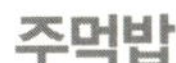

이것만 먹으면 탄수화물만의 식사가 된다. 샐러드나 단백질이 풍부한 식품과 조합하자

음식이 주류이므로 주의를 기울여야 한다. 되도록 생선 소금구이나 채소 조림 등이 많이 들어 있는 도시락을 선택하자. 우동과 컵라면은 당질 섭취량을 늘리므로 피하는 편이 좋다. 또 편의점 주먹밥은 닭고기 튀김이나 샐러드, 김치 등과 조합하면 상당히 균형 잡힌 식사를 할 수 있다.

또한 편의점이나 슈퍼마켓에서 사는 식품에는 대부분 '영양 성분'이 표시되어 있다. 그 표시를 보면 총 칼로리나 탄수화물, 지질, 단백질의 양을 알 수 있으므로 반드시 확인하는 습관을 들이자.

염분의 과잉 섭취에 주의

라면 국물은 되도록 마시지 말고 남긴다

'염분의 과다 섭취에 주의합시다.', '소금의 섭취량을 하루 8g 이하로 억제합시다.' 등, 염분 섭취를 줄이자는 운동이 활발히 펼쳐지고 있다. 염분의 과잉 섭취는 고혈압과 동맥경화, 심장 질환, 뇌졸중 등의 생활습관병을 일으키는 커다란 원인이 되므로 당연한 이야기다. 또 이와 동시에 비만을 예방·개선한다는 의미에서도 염분 섭취는 줄이는 것이 좋다. 간이 강한 요리는 필요 이상으로 식욕을 자극해 밥 등 주식의 섭취량을 늘리며, 이것은 비만으로 직결된다.

예를 들어 살이 찐 사람이 식사하는 모습을 보면 같은 요리라도 소스 등을 잔뜩 치고 밥을 몇 그릇이나 더 시키는 풍경을 종종 볼 수 있다. 또 라면 국물을 마지막 한 방울까지 전부 마시는 사람도 많다. 비만 방지를 위해서는 이러한 식습관을 개선하고 서서히 연한 맛에 익숙해져야 할 것이다.

레몬이나 식초 등을 사용해 연한 맛에 익숙해지자

진한 맛에 익숙해진 사람은 "오랫동안 진한 맛에 익숙해졌는데 그

요리		외식	
카레라이스(절임 반찬 포함)	4.2	회 정식	6.5
스파게티 · 나폴리탄	4.2	새우튀김 정식	5.5
스파게티 · 미트소스	3.7	히레가스 정식	4.8
마카로니 그라탕	1.4	햄버그스테이크 정식	4.2
피자파이(1장)	1.6	튀김 정식	6.8
돼지고기 양념구이(1인분 100g)	2	불고기 정식	6.3
돼지고기 조림(75g)	3.7		
포크카레	2.5		
모둠냄비	2.9		
소고기 전골	2.5		
채소 조림(100g)	3	*위의 염분 함유량은 일례를 나타낸 것	

걸 바꾸기도 쉽지 않고, 무엇보다도 맛이 연한 요리는 무슨 맛인지 모르겠다.”고 말한다. 그 기분을 모르는 바는 아니다. 그래서 ‘① 간장이나 소스 대신 레몬즙이나 식초를 치거나 향신료, 고명으로 맛을 조절한다 ② 설렁탕 등에 소금을 치지 않는다 ③ 꼭 맛이 진한 요리를 먹어야겠다면 반찬 중 한 가지만 진한 맛으로 만든다 ④ 나물 무침 등은 깨나 땅콩 등으로 무치며 되도록 소금이나 간장을 사용하지 않는다.’와 같은 방법을 권한다. 가능한 이러한 방법부터 습관을 들여 나가도록 하자.

다만, 가정에서 아무리 염분 섭취량을 줄이려 노력해도 맛이 진한 요리가 많은 외식이나 편의점 음식을 먹으면 염분 섭취를 줄이기가 어려우므로 더 많은 주의가 필요하다. 예를 들어, 편의점 도시락은 함께 들어 있는 간장이나 소스를 치지 않고 먹어도 충분히 간이 맞춰져 있음을 기억하도록 한다.

또한 최근에는 메뉴에 칼로리나 염분 함유량을 표시한 인스턴트식품이 늘고 있으므로 그것을 참고로 요리를 주문한다거나 국물이나 맛이 진한 찌개나 국은 되도록 남기도록 노력한다면 염분 섭취량을 상당히 줄일 수 있을 것이다. 또 술을 마실 때는 젓갈, 마른안주, 절임 같이 염분이 많은 안주는 되도록 먹지 않도록 하자.

비만 치료제도 개발 중!

"식사나 운동으로 다이어트를 하는 건 너무 힘들어서 나한테는 무리야."라고 말하는 사람에게 좋은 소식이다. 약으로 비만을 치료하려는 시도가 시작되었다. 현재 개발 중인 비만 치료약은

① 신경 전달 활동을 하는 물질

② 지방의 흡수를 억제하는 것

③ 열 생산을 촉진하는 것

④ 지방의 분해를 촉진하는 것

⑤ 지방의 합성을 억제하는 것

등으로 나뉜다. 이 가운데 ①의 식욕 억제제 마진돌은 보험 혜택은 받을 수 없으며 부작용을 일으킬 수 있으므로 반드시 의사의 지시에 따르기 바란다.

또 과거에 갑상선 호르몬(③의 작용을 한다)을 '살 빼는 약'에 넣어서 팔았던 사건이 있었다. 살을 빼려고 치료 목적이 다른 약을 복용하는 것은 매우 위험하다. 같은 의미에서, 담배를 피워 살을 빼는 것은 언급할 가치도 없다.

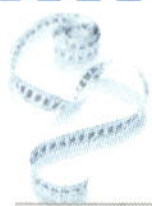

꼭꼭 씹을수록 건강해진다

현대인이 잃어버린 식습관 중에서도 가장 중대한 것으로 '씹기'를 들 수 있다. 음식을 씹는 행위에는 다음과 같은 놀라운 건강 효과가 있으니 '부드럽다＝맛있다.'라는 풍조에 현혹되지 말고 '30번 씹고 삼키기'를 실천하자.

① **비만 예방**: 음식을 먹기 시작한 지 15~20분이 지나면 뇌의 포만중추가 '이제 배가 가득 찼으니 그만 먹어.'라는 지령을 내린다. 꼭꼭 씹어 먹지 않으면 지령이 내려오기 전에 과식하기 쉬워 비만을 피할 수 없다. 꼭꼭 씹어 먹으면 정확한 타이밍에 지령을 받아 과식을 피할 수 있다.

② **생활습관병 예방**: 꼭꼭 씹어 먹을수록 인슐린 분비가 촉진되어 고혈당과 당뇨병을 예방하는 데 효과가 있다. 또 음식을 씹을 때 분비되는 타액에는 세균 번식과 발암 물질을 억제하는 효과가 있다.

③ **소화·흡수의 촉진**: 꼭꼭 씹을수록 타액이 많이 분비되어 음식물의 소화·흡수를 돕는다. 또 씹는 자극이 뇌에 전달되면 위액 분비도 촉진되어 소화 기능이 향상된다.

④ **스트레스의 해소**: 음식을 씹는 것은 일종의 리듬 운동으로, 이것이 뇌에 전달되면 뇌 내의 신경 전달 물질인 세로토닌이 증가하며 활동이 활발해진다. 세로토닌은 긴장과 스트레스를 풀어 주는 효과가 있다고 알려졌다.

⑤ **뇌의 활성화**: 씹을 때마다 뇌에 자극이 전달되며, 신선한 혈액과 함께 영양과 산소가 운반되어 뇌가 활성화된다. 뇌의 노화 예방에 큰 효과가 있다.

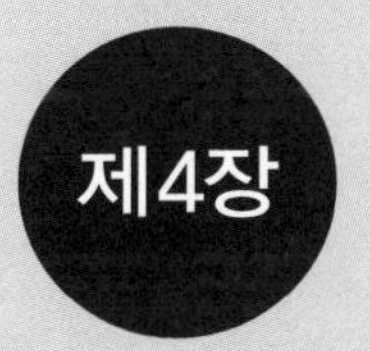

'내장지방'을 운동으로 줄인다

운동·식사·지방의 상관관계

올바른 식사습관과 운동습관이 내장지방을 퇴치한다

식사는 건강한 몸을 만드는 근원이다. 그러나 내장지방의 축적을 방지하거나 효율적으로 퇴치하기 위해서는 운동으로 에너지 소비를 늘림과 동시에 몸의 대사를 원활하게 만들어야 한다. 식사습관 개선과 운동은 그야말로 자동차의 두 바퀴처럼, 어느 한 쪽만 빠져도 내장지방의 축적을 예방·해소할 수 없다.

몸속에서 가장 에너지를 많이 소비하는 것은 운동과 자세를 유지하는 '골격근'이다. 그런데 운동 부족으로 이 근육을 그다지 사용하지 않으면 에너지 소비가 적어져 남은 에너지가 장간막 사이와 내장 주변에 축적된다. 이 지방이 바로 내장지방이다.

내장지방이 피하지방보다 더 빼기 쉽다

내장지방은 피하지방과 비교하면 비교적 빼기 쉬운 지방이다. 장간막에 수많은 혈관이 지나가는 까닭에 중성지방을 분해하는 효소와 호르몬이 지방세포 안으로 들어가기 수월해서 지방 분해가 쉽기 때문이다. 또 운동을 하면 분해된 내장지방은 유리지방산이 되어 혈액 속으로 유입돼 다시 에너지로 소비된다. 이에 비해 피하지방이 축적된 피부 밑에는 모세혈관이 아주 적게 분포하므로 운동에 따른 지방 감량 효과가 내장지방만큼은 나타나지 않는다.

인슐린 저항성과 고혈압이 개선된다

한편, 운동에는 내장지방을 감소시킬 뿐 아니라 인슐린 저항성과 고혈압을 개선하는 효과도 있다.

인슐린 저항성이 개선되면 중성지방을 분해하는 효소의 합성이 활

'식사'와 '운동'은 내장지방을 조절하는 중요한 요소

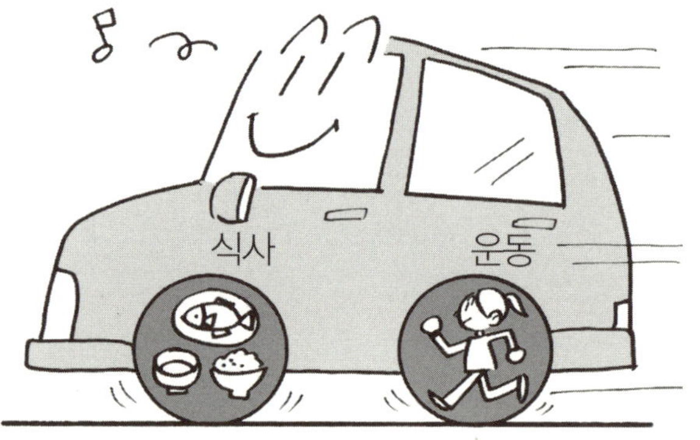

내장지방형 비만을 방지하고 대사증후군을 예방하려면 식사에 신경을 쓰는 동시에 평소 생활 속에서 운동 습관을 들이는 것이 중요하다.

'식사', '운동' 습관의 개선 중 어느 한쪽만 빠져도 내장지방의 퇴치는 쉽지 않다.

발해져 중성지방을 감소시킨다. 그렇게 되면 혈액 속 포도당이 에너지로 소비되기 때문에 당뇨병이 개선된다. 또 인슐린 저항성의 개선은 교감 신경의 긴장을 완화함과 동시에 신장의 과도한 나트륨 흡수를 억제하기 때문에 고혈압 개선 효과도 기대할 수 있다. 실제로 임상 현장에서도 당뇨병 환자나 고혈압 환자에게 자전거 타기나 빠르게 걷기를 시켰더니 혈압 강하 효과와 인슐린 저항성 개선 효과가 나타나 약을 줄일 수 있었다는 결과가 보고된 바 있다.

이와 같이 내장지방을 효율적으로 퇴치하고 생활습관병을 개선하려면 운동습관의 재검토가 꼭 필요하다. 만약 여러분이 내장지방형 비만이고 대사증후군으로 진단되었거나 그럴 위험성이 높다면 지금 당장 운동을 시작할 필요가 있다.

유산소 운동은 산소를 이용해 효율적으로 지방을 연소시킨다

내장지방의 퇴치를 위해서는 효율적으로 산소를 받아들여 중성지방을 연소시키는 유산소 운동이 적합하다.

유산소 운동이라는 것은 말 그대로 몸속에 산소를 받아들이면서 하는 운동이다. 몸속에 충분한 산소를 받아들이는 운동을 계속하면 근육이나 간장에 축적된 글리코겐과 중성지방은 에너지원으로서 효율적으로 연소된다.

내장지방의 축적을 예방·해소하기 위해 운동이 중요하기는 하지만, 땀을 비 오듯이 흘리고 심하게 숨을 헐떡일 정도로 운동할 필요는 전혀 없다. 오히려 그런 힘든 운동은 심장과 근육, 관절 등에 과도한 부담을 주어 역효과를 일으킬 수 있다.

운동은 숨이 차는 것이 6~8분 정도 지속되는 것이 적당!

어느 정도까지의 운동을 유산소 운동이라고 하느냐는 개인차도 있기 때문에 일률적으로 정할 수는 없다. 의학적인 기준으로는 각자 최대 산소 섭취량의 50~70%에 달하는 강도로 본다. 그러나 최대 산소

216

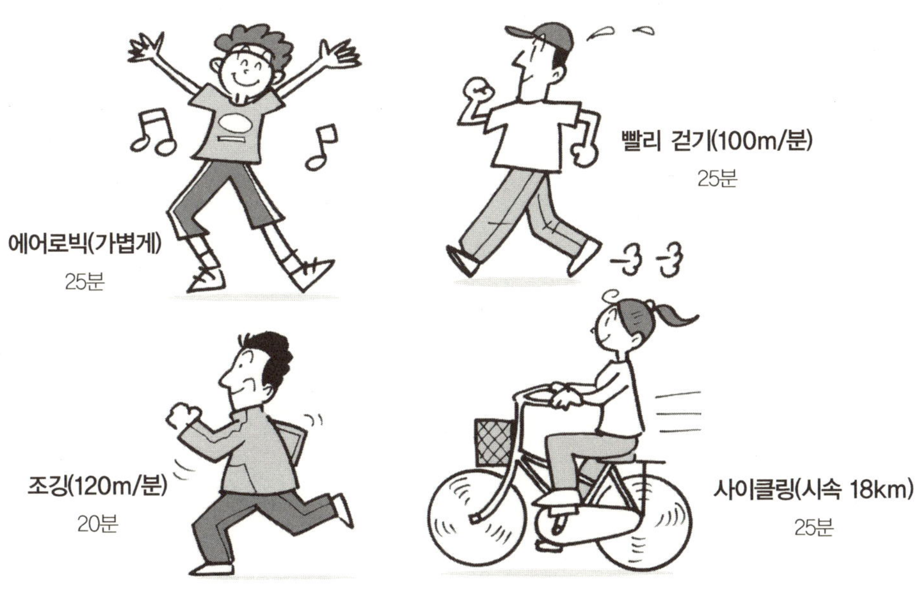

$$138 - \frac{연령}{2} = 적정\ 페이스가\ 되는\ 1분간의\ 맥박$$

(일본 후생노동성 〈건강 유지를 위한 운동 소요량 책정 검토 보고서〉에서)

섭취량을 조사하려면 전문적인 검사가 필요하므로 쉽게 알 수 있는 최적의 운동 강도를 알아둘 필요가 있다. 심장이나 폐에 과도한 부담을 느끼지 않고 '웃으면서 할 수 있는 정도의 운동'을 기준으로 매일 20~30분 동안 하는 것을 목표로 삼는 것이 가장 적당할 것이다.

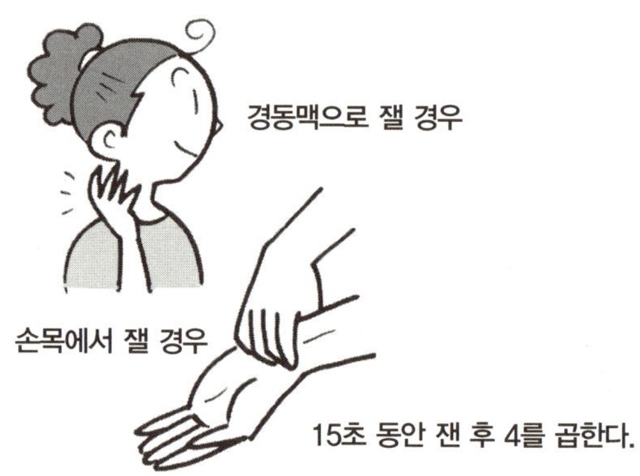

또 아래의 계산식을 이용해 자신의 적정 맥박수를 계산하고, 그 수치를 기준으로 운동의 강도를 조절하자. '그다지 괴롭지 않은 정도'가 산소를 효율적으로 몸에 받아들여 내장지방을 퇴치하는 가장 효과적인 운동이다. 몸에 살짝 땀이 배고 조금 숨이 차는 정도가 기준이 된다. 의지만 있다면 누구나 무리 없이 장기적으로 계속할 수 있을 것이다.

대표적인 유산소 운동으로는 워킹(빨리 걷기)과 에어로빅, 사이클링, 조깅, 수영, 나아가 국민 체조나 사교댄스 등 여러 가지가 있다. 고령자 등은 매일 가벼운 산책 정도로도 충분할 수 있다. 자신의 체력에 맞춰 절대 무리하지 않으면서 일상적으로 운동하는 습관을 기르도록 하자.

먼저, 빨리 걷기부터 시작하자

되도록 장기적으로 적어도 3개월은 계속하자

유산소 운동이라고 해도 어떤 운동이 자신에게 맞는지 모르겠다는 사람은 일단 빨리 걷기부터 시작해 볼 것을 권한다. 빨리 걷기는 누구나 할 수 있는 대표적인 유산소 운동이며, 다양한 생활습관병의 예방과 개선에 뛰어난 효과를 발휘하는 운동이기 때문이다.

그렇지만 기껏 시작했어도 작심삼일이면 의미가 없다. 빨리 걷기의 효과를 실감하려면 적어도 3개월, 가능하면 6개월 내지 1년은 꾸준히 해야 한다. 1년 정도 계속하면 건강이 좋아졌음을 실감하게 되는 것은 물론, 심지어 걷지 않는 날이면 몸과 마음이 모두 찌뿌둥해지는 것을 느낄 것이다. 그렇게 되어야 비로소 운동이 일상적으로 습관이 되었다고 할 수 있지 않을까?

조금 숨이 거칠어지는 정도로 20~30분이 목표

빨리 걷기는 하루 1만 보 이상 걸어야 효과가 있다든가 매일 걷지 않으면 효과가 없다고 생각하는 사람이 많다. 그러나 사실 그렇게까지 할 필요는 없다. 가령 초보자라면 하루 20~30분 정도, 조금 숨이 거칠어지는 정도의 속도로 걸으면 될 것이다. 반드시 매일 걸어야 하는 것도 아니다. 일주일에 적어도 세 번 정도 빨리 걸으면 체내에 축적된 지방은 확실히 연소된다. 몸이 익숙해지면 자신의 체력과 줄이고 싶은 내장지방의 양에 따라 서서히 걷는 시간과 거리를 늘려가자.

허리나 무릎이 통증이 있는 등 몸에 문제가 있다면 무리하게 걸을 필요는 없다. 그런 사람은 몸의 부담이 적은 수중 걷기나 평형 등의 가벼운 수영, 사이클링 등 자신의 몸 상태에 맞는 운동을 하도록 하자.

❶ 유산소 운동의 효과로 체지방을 연소시킨다

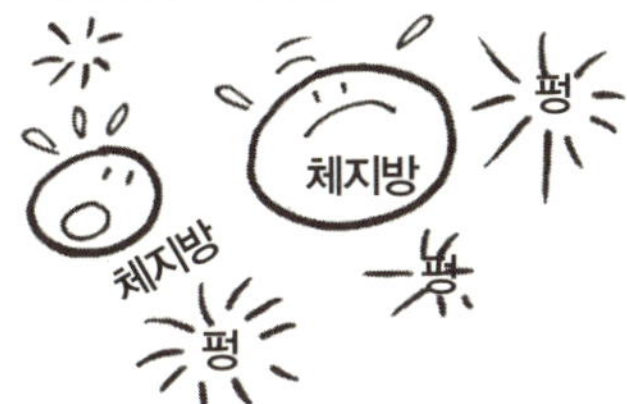

❷ 생활습관병의 예방과 개선에 도움이 된다

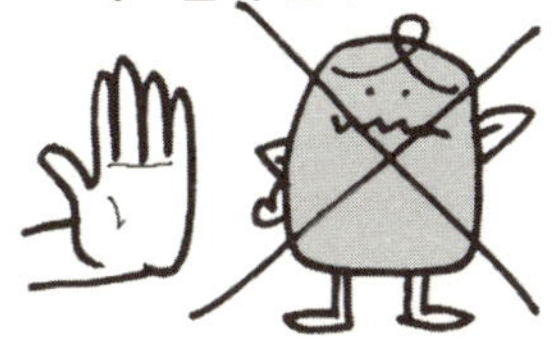

❸ 다리와 허리가 강화되고 근육 약화를 방지한다

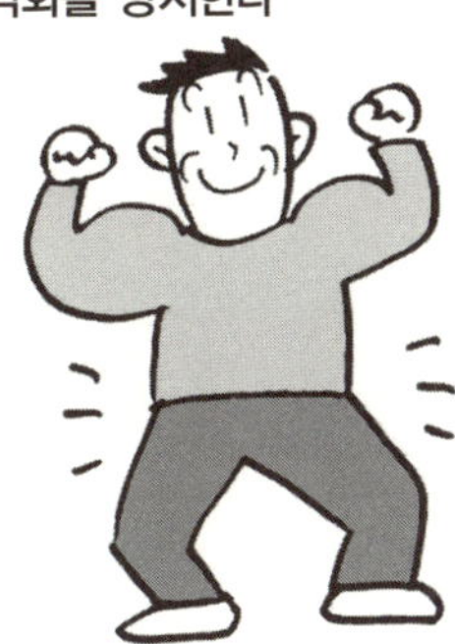

❹ 일상의 스트레스를 해소한다

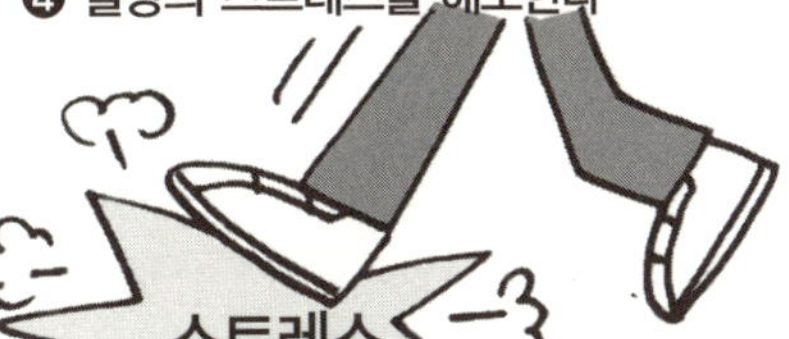

❺ 심폐기능이 개선되고 혈액 순환이 좋아진다

❻ 뇌를 활성화해 노화 진행을 막는다

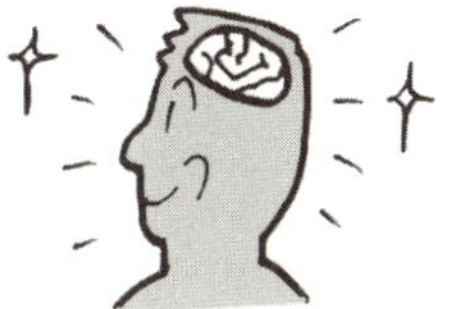

❼ 골다공증 예방에 도움이 된다

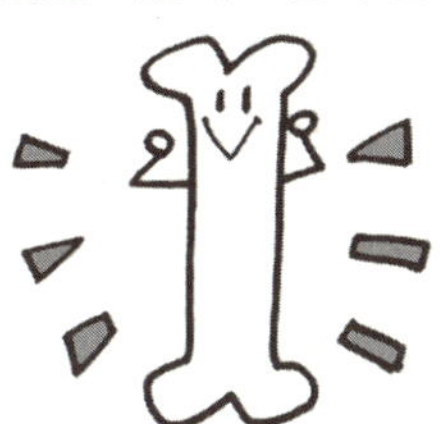

일상생활 속에서도 유산소 운동을

일상생활 속에서도 유산소 운동을 할 수 있다

빨리 걷기가 몸에 좋다는 것을 잘 알고 있고 내장지방을 빼기 위해서라도 꼭 시작하고 싶지만 좀처럼 첫 걸음을 떼기가 쉽지 않다, 일이 너무 바빠 시간을 낼 수가 없다, 혼자서 시작하면 오래 계속할 것 같지가 않다……. 이런 사람에게는 출퇴근 시간이나 집안일을 할 때 등 일상생활에서 유산소 운동을 적절히 도입하는 방법을 권한다.

예를 들어, 청소할 때 땀을 흘릴 정도로 역동적으로 하면 훌륭한 유산소 운동이 된다. 욕실 청소 등은 칼로리 소모량이 특히 클 것이고, 창문이나 바닥 걸레질 등도 자주 하면 내장지방을 연소시키는 데 안성맞춤이다.

한 정거장 앞에서 내려 회사까지 걸어가자

회사원이라면 출퇴근할 때 늘 내리는 정거장보다 한 정거장 앞에서 내려 걸어가 보는 것도 방법이다. 도심지라면 역과 역 사이의 거리가 길어야 2km 정도다. 즉, 출퇴근 시간을 이용해 20~30분 정도 빨리 걸을 수 있는 것이다. 아침에는 시간상 무리라면 퇴근할 때 실천해 보자.

- **출퇴근할 때……**

BUS
BUS
한 정거장 걷는다
계단을 이용한다
전철에서 앉지 않는다
화장실 청소
빨래 널기
진공청소기 돌리기
창문 닦기
바닥 걸레질

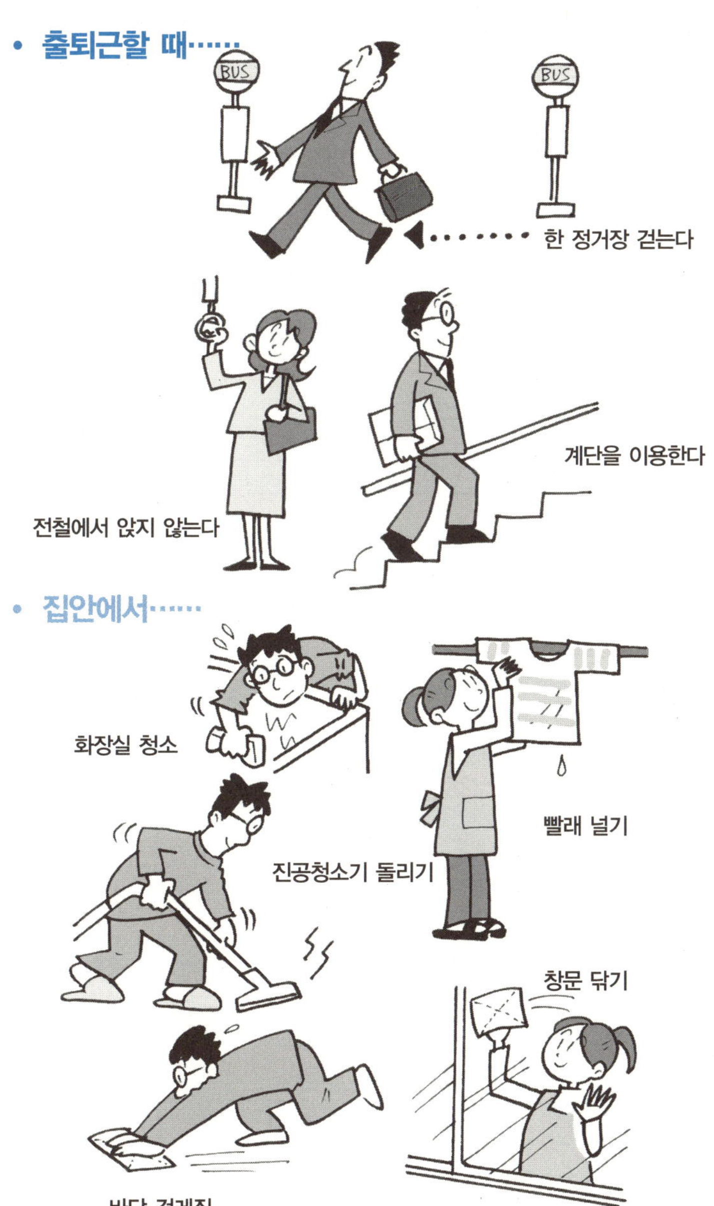

- **집안에서……**

기초대사량을 늘려 살찌지 않는 체질을 만들자

대사증후군을 예방하고 개선하려면 무엇보다도 내장지방을 줄여 비만을 해소하는 것이 중요하지만, 그와 동시에 복근이나 배근 등 온몸의 근육을 단련해 살이 잘 찌지 않는 체질을 만들 필요가 있다. 근육을 단련하면 에너지 소비로 이어지는 것은 물론, 근육량이 늘면서 기초대사량도 늘어난다.

1장에서도 소개했지만, 기초대사량이란 특별히 움직이지 않아도 소비되는 에너지의 양을 말한다. 예를 들어 우리가 자는 동안에도 심장이나 간장, 위, 장, 뇌 등의 장기는 계속 일을 하며, 근육도 수축과 이완을 반복하는데, 이 에너지 소비가 전체의 60~70%에 해당한다. 식사를 하기만 해도 소비되는 에너지량이 10% 정도이므로, 운동이나 일, 가사노동 등이 담당하는 에너지 소비량은 나머지 20~30%인 셈이다. 이렇게 보면 기초대사량을 늘리는 것이 에너지 소비를 증대시키는 최고의 지름길이다.

기초대사량은 근육량이 많을수록 증가한다

위 표를 봐도 알 수 있듯이, 기초대사량에는 연령차가 있다. 일반적

연령	남성	여성
9~11	1,290	1,180
12~14	1,480	1,340
15~17	1,610	1,300
18~29	1,550	1,210
30~49	1,500	1,170
50~69	1,350	1,110
70이상	1,220	1,010

(일본 후생노동성 〈제6차 개정 일본인의 영양 소요량〉에서)

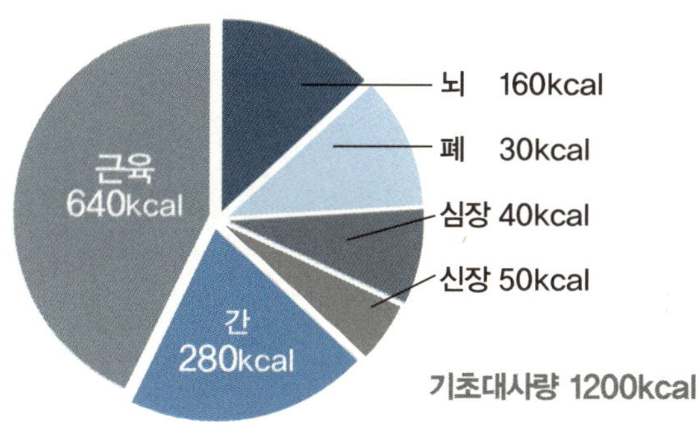

(가가와 야스오 《에너지》(여자영양대학출판부)에서)

으로 남성은 15~17세, 여성은 12~14세에 정점을 맞이하며, 그 후에는 서서히 감소한다.

또 기초대사량에는 개인차도 있다. 그 커다란 원인은 지방량을 뺀 몸무게(제지방체중), 즉 개인의 근육량에 차이가 있기 때문이다. 근육 세포는 활동적이며 활발하게 에너지를 소비하기 때문에 근육량이 많을수록 기초대사량은 증가한다. 간단히 말해, 몸을 단련한 근육질의 운동선수와 내장지방과 피하지방이 잔뜩 있는 사람을 비교하면 당연히 운동선수의 기초대사량이 더 많다.

그러므로 내장지방을 연소시키기 위해 유산소 운동을 매일 하는 한편으로 복근과 배근 등을 단련하는 간단한 근육운동을 실천하면 그 운동 자체로 내장지방을 퇴치할 뿐 아니라 운동으로 증가한 근육이 기초대사량을 높여 살이 잘 찌지 않는 몸으로 만들어 주는 것이다.

자신의 체력과 근력에 맞춰 유산소 운동과 무리 없는 근육 운동을 조합하자. 근육에 힘을 주고 그 상태에서 굽혔다 폈다 하는 '저항 운동'을 권한다. 다만, 근력이 저하된 사람이나 고혈압이 있는 사람은 일단 의사와 상담한 다음 시작하기 바란다.

이런 운동은 역효과를 부른다

사람의 생리 구조를 흐트러뜨리는 무산소 운동은 피하자

100m를 10초대에 달리는 100m 달리기, 혹은 200kg 이상의 바벨을 단숨에 머리 위까지 들어 올리는 역도 같은 경기는 순발력으로 하는 운동이며, 선수들은 경기 중에 거의 호흡을 하지 않는다. 빨리 걷기처럼 호흡하면서 하는 운동을 '유산소 운동'이라고 하는 한편 이러한 운동은 '무산소 운동'이라 하는데, 무산소 운동은 건강 유지나 내장지방의 퇴치에는 거의 도움이 되지 않는다.

운동을 해도 산소가 충분히 공급되지 않으면 소비한 에너지의 노폐물(유산)이 제대로 분해되지 않기 때문에 원래 알칼리성이어야 할 혈액이나 세포 안팎의 체액이 산성으로 기운다(혈액은 정상적일 때는 항상 약알칼리성이다). 그러면 심장 박동이 빨라지며 근육이 단단해지고, 나아가서는 몸이 움직이지 않게 되는 격렬한 권태감이 찾아올 수 있다. 이 상태는 인간의 생리 기능이 제대로 작동하지 않아 일어나는 증상으로, 때로는 생명이 위험해질 수도 있다. 또 운동 중에 산소가 공급되지 않으면 몸속 지방은 에너지로 변환되지 못하고 그대로 남기 때문에 무산소 운동은 다이어트에 적합하지 않다.

운동시합도 다이어트에는 부적합

테니스나 골프 같은 스포츠도 너무 열중하면 다이어트에는 역효과다. 가벼운 마음으로 어디까지나 즐겁게 한다면 괜찮지만, 경쟁심이 앞서면 자신의 페이스를 잃기 쉽다. 그리고 경쟁을 하다 무리가 되면 몸과 마음에 부담을 주며, 그 결과 본래 유산소 운동에서 얻을 수 있는 효과를 얻지 못한다.

다이어트를 위해서 하는 스포츠는 승패와 상관없고 경쟁하지 않는 것을 선택하는 편이 바람직하다. 그렇게 볼 때 빨리 걷기나 사이클링 등은 어디까지나 자신의 페이스를 유지하며 자유롭게 할 수 있는 운동이므로 그 자유로움이 몸과 마음에 부담을 주지 않고 지방을 연소시킨다. 특히 운동 자체를 지속적으로 할 수 있는 비결이 되기도 한다.

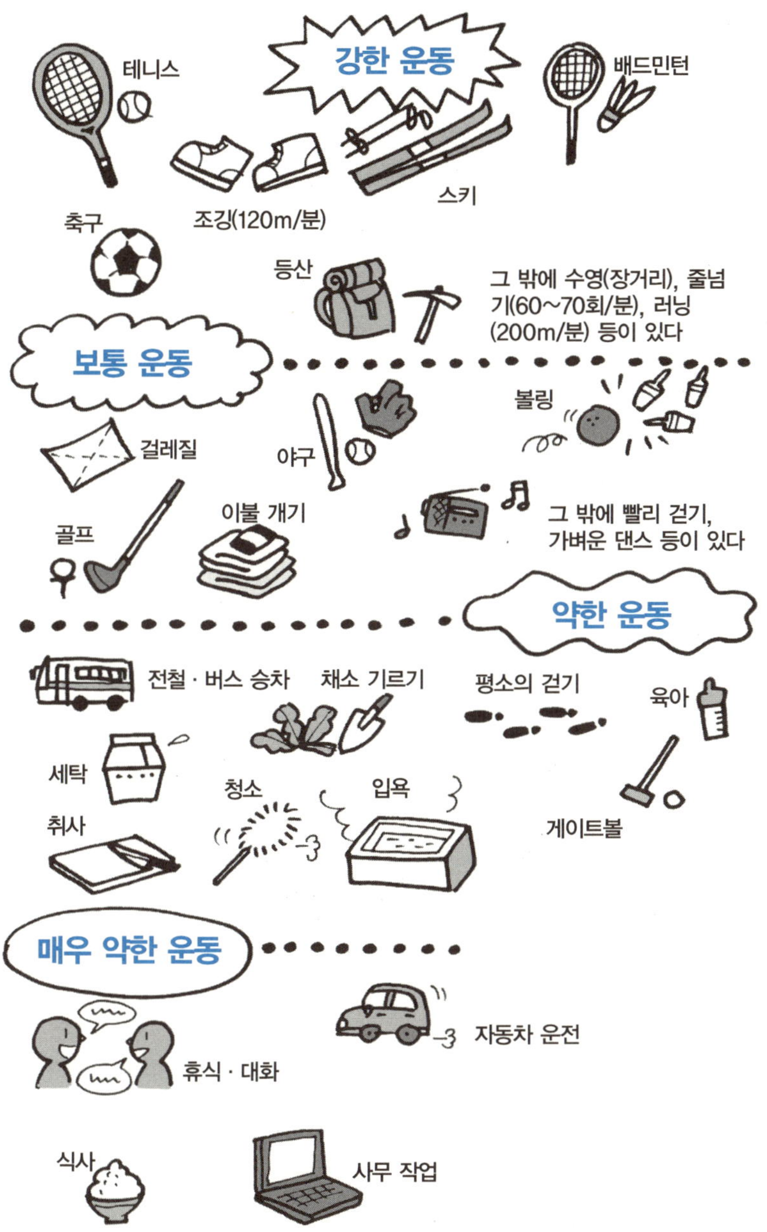
강한 운동
테니스
배드민턴
스키
조깅(120m/분)
축구
등산
그 밖에 수영(장거리), 줄넘기(60~70회/분), 러닝(200m/분) 등이 있다
보통 운동
걸레질
야구
볼링
골프
이불 개기
그 밖에 빨리 걷기, 가벼운 댄스 등이 있다
약한 운동
전철 · 버스 승차
채소 기르기
평소의 걷기
육아
세탁
청소
입욕
취사
게이트볼
매우 약한 운동
자동차 운전
휴식 · 대화
식사
사무 작업

운동을 할 때는 이런 점에 주의하자

몸 상태가 나쁜 날은 과감하게 쉬어라

'내장지방을 퇴치하기 위해 오늘부터 운동을 시작하겠어!' 라고 결심하면 처음에는 누구나 의욕에 넘치기 마련이다. 하지만 많은 사람들이 학창 시절 이후로는 오랫동안 운동다운 운동을 하지 않는다. 오랜 시간 운동을 하지 않았다면 의욕을 앞세우기 보다는 천천히 조금씩 운동량을 늘려가는 것이 좋다.

빨리 걷기 정도라면 문제 없다고 생각할지 몰라도 운동을 하지 않던 사람이 갑자기 무리를 하면 무릎이나 허리 등에 생각지 못한 부담이 가서 부상의 원인이 된다. 특히 중노년일 경우는 먼저 전문의를 찾아가 심장병이나 신장병 같은 내과계 질병 혹은 요통이나 무릎통 등 정형외과계 질환이 없는지 검사를 받기 바란다. 그리고 여러분의 몸 상태와 체력에 맞는 운동의 종류와 운동부하 등을 조언받는 것이 좋을 것이다.

빨리 걷기 등의 유산소 운동은 장기적으로 계속하면 훨씬 효과가 높아지지만, 그렇다고 해서 '무리해서 걷기', '억지로라도 걷기' 는 금물이다. 무리한 운동, 몸 상태가 나쁠 때의 운동은 백해무익이다. 감기

230

1. 병원에서 검사를 받는다.

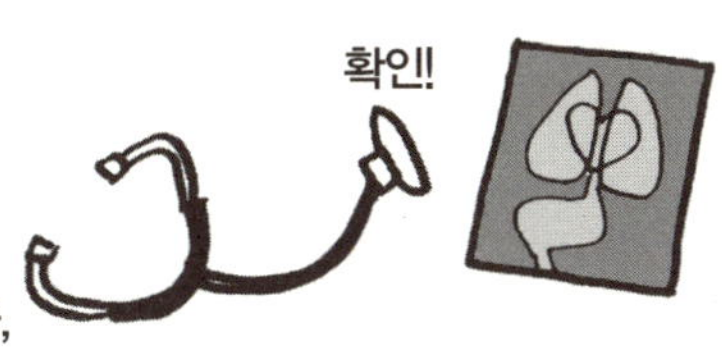

- 심장 질환, 폐 질환, 고혈압증, 고지혈증,
  당뇨병, 간장병 등의 내과적 질환이 있을 때
- 추간판 헤르니아, 허리디스크, 변형성 척추증,
  외반무지 등의 정형외과적 질환이 있을 때

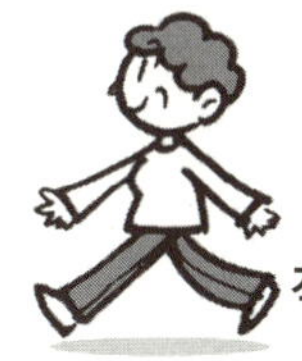

2. 체력에 맞는 빨리 걷기을 한다.

- 적절한 페이스로 자신의 체력에 맞춰서 걷는다

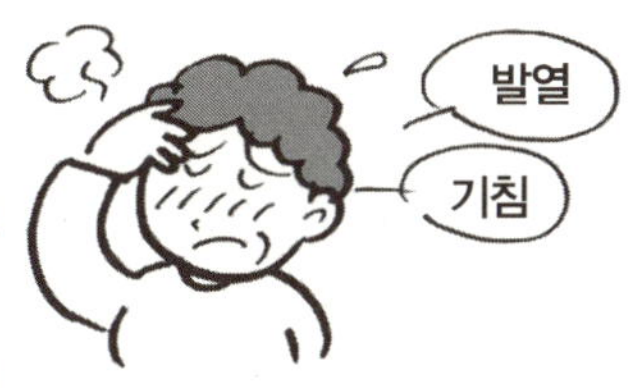

3. 빨리 걷기를 쉬는 편이 좋다.

- 발열, 두통, 기침, 설사, 복통, 구토 등이 있
  을 때
- 피로, 수면 부족, 과음을 했을 때
- 가슴 두근거림, 숨참, 맥박의 이상(빠르거
  나 불규칙), 혈압이 높을 때

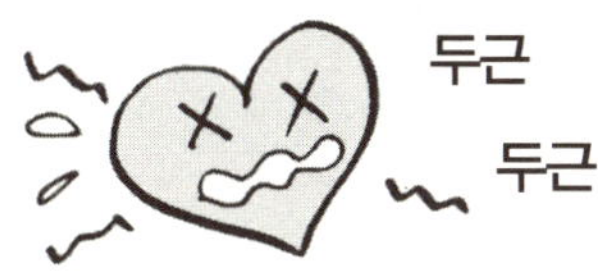

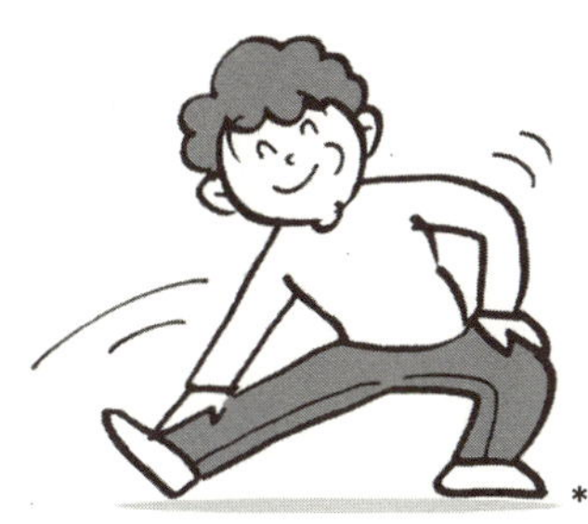

* 부상 예방을 위해서도 준비운동과 마무리운동을 잊지 말 것

에 걸렸을 때, 잠이 부족할 때, 숙취가 있을 때 등에는 운동을 중지하는 용기도 필요하다. 또 운동 중에 가슴 두근거림이나 강한 노곤함을 느낀다면 즉시 운동을 멈추기 바란다.

공복에 운동은 피하고, 수분 보충도 잊지 말자

빨리 걷기 같이 강도가 높다고는 할 수 없는 운동이라 해도 공복 시에는 피하며 자주 수분을 보충해 주도록 하자. 또 당뇨 환자라면 운동 중에 저혈당이 될 수도 있으니 운동을 시작하기 전에 바나나나 사탕을 준비하는 등의 주의가 필요하다.

발목, 장딴지, 팔, 어깨, 목 주위 등의 스트레칭을 충분히 하는 등 준비 운동을 반드시 해야 부상을 예방할 뿐 아니라 혈액 순환이 촉진되어 빨리 걷기의 효과가 더욱 높아진다. 빨리 걷기 정도라면 준비 운동은 필요 없다고 생각하는 사람도 있는데, 고작 빨리 걷기라고 무시했다가는 무릎이나 허리를 다치거나 근육이 찢어지는 일도 적지 않다. 준비운동과 빨리 걷기 후의 마무리운동 또한 잊지 말자. 근육이 피로를 빠르게 회복해 피로가 다음날까지 남지 않을 것이다.

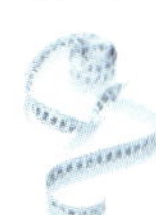

다이어트 효과가 있는 보조제는
L-카르니틴과 코엔자임 Q10

건강 보조제 열풍이 계속되고 있다. 간편하고 건강 효과가 높다는 말에 바쁜 현대인이 자기도 모르게 손을 뻗치게 되는 것도 충분히 이해가 된다. 만약 좀처럼 생각만큼 성과를 내기가 어려운 다이어트도 건강 보조제를 먹어서 성공할 수 있다면 정말 좋을 것이다.

그러나 안이하게 건강 보조제에 의지하는 다이어트는 일시적인 성과는 있을지 모르지만 결코 길게 지속되지 않으며 건강하다고도 할 수 없다. 너무나 다이어트를 간절히 바란 나머지 식사를 전혀 하지 않고 건강 보조제만 섭취하는 사람도 늘고 있는데, 이것은 완전히 잘못된 선택이다.

그래도 꼭 건강 보조제를 다이어트에 도입하고 싶은 사람에게는 L-카르니틴과 코엔자임 Q10을 함께 섭취할 것을 권한다. L-카르니틴은 아미노산의 일종으로, 혈액 속의 지방(유리지방산)을 세포 속의 '에너지 공장'인 미토콘드리아로 운반하는 역할을 한다. 또 코엔자임 Q10은 에너지 공장인 미토콘드리아가 활발히 일하도록 돕는 보조 효소다. 이 둘을 함께 섭취하면 L-카르니틴이 더 많은 지방을 미토콘드리아로 운반하고, 코엔자임 Q10으로 기능이 향상된 미토콘드리아가 지방을 열심히 분해하도록 도울 것이다.

이 둘은 중노년이 되면 부족해지기 쉬운 성분이므로 적당량을 섭취하면 효과를 기대할 수 있다. 단, 어디까지나 건강 보조제임을 잊지 말도록 하자.

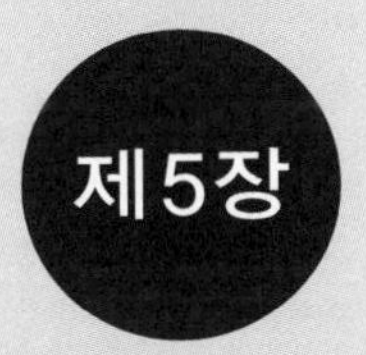

'내장지방'을 생활습관으로 퇴치한다!

불규칙한 생활이 내장지방을 부른다

비만은 식생활뿐 아니라 생활 방식 전반의 영향을 받는다

비만과 내장지방의 축적은 식생활을 포함한 생활습관 전반과 관계가 있다. 따라서 내장지방을 퇴치하려면 생활 방식을 근본부터 재검토해야 한다.

예를 들어, 최근 현대인들 사이에서 늘어난 아침 식사 거르기, 하루 두 끼 먹기 등의 불규칙한 식습관은 저녁형 생활의 영향이 크다. 저녁형 생활을 계속하면 밤늦게까지 술을 마시거나 야식을 먹을 기회가 늘어난다. 에너지 대사가 적은 밤에 잔뜩 먹거나 마시면 대사증후군으로 이어지는 내장지방이 쉽게 쌓이는 것은 당연한 일이다.

또 인체 기능을 조절하는 자율 신경은 낮에는 교감 신경이 우위에 서서 다양한 생명 활동을 이끄는 한편 밤에는 반대로 부교감 신경이 우위에 서서 몸을 이완시키고 잠이 오게 한다. 이러한 사람의 생체 리듬을 거스르며 저녁형 생활을 계속하면 그 괴리에서 다양한 폐해가 발생하게 된다. 저녁형 생활자 중에 내장지방형 비만이 많다는 통계가 있는데, 그 배경에는 이러한 육체적 스트레스가 강하게 반영되어 있다. 그러므로 역시 건강을 유지하려면 규칙적인 생활습관이 필요하다.

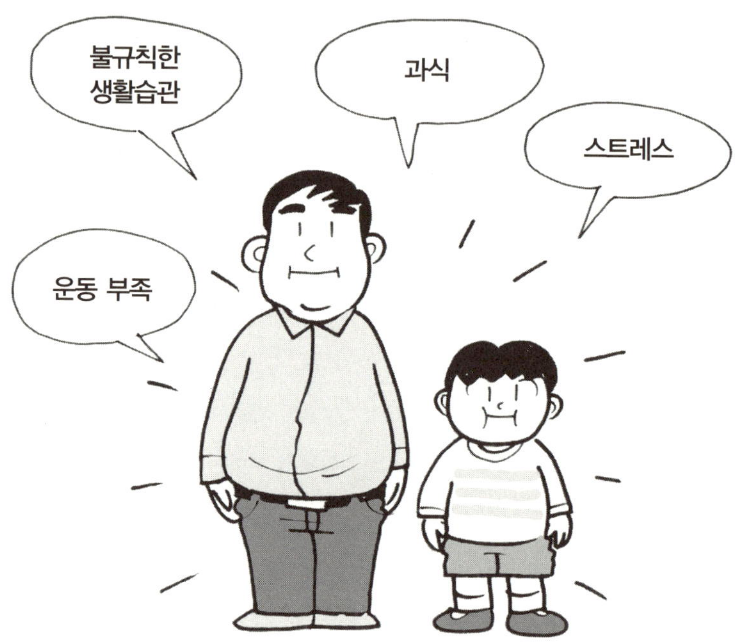

과식, 포식, 미식 열풍 등으로 현대인의 칼로리 섭취량은 계속 증가하고 있다. 또 회식과 접대가 많은 성인, 밤에도 학원에 다니는 아이들, 저녁 식사를 하지 않고 아이들을 기다리는 어머니들……. 그야말로 사회 전체가 비만을 부추기고 있는 상황이다.

과도한 스트레스가 식욕 중추를 자극한다

과식뿐 아니라 과도한 음주도 다양한 병을 일으키는 동시에 내장지방의 축적으로 직결된다는 것은 이미 상식이 되었다. 또 내장지방의 축적이나 비만과 언뜻 관계가 없어 보이는 흡연도 사실은 중성지방이나 저밀도 콜레스테롤을 증가시키는 커다란 원인이다. 음주량과 흡연량이 늘어나면 몸에 심각한 영향을 끼쳐 동맥경화와 심장병 등을 유발할 위험성이 높아진다.

게다가 현대는 남녀노소를 불문하고 누구나 커다란 스트레스를 받으며 생활하고 있다. 강한 스트레스에 장기간 노출되면 식욕 중추가 자극을 받아 식욕을 부추기는 호르몬이 왕성하게 분비된다. 그 결과 속칭 '스트레스 폭식'이라고 부르는 비정상적인 식사 행동에 빠지기 쉬워진다는 사실도 밝혀졌다.

내장지방은 현대 사회가 낳은 부산물

생활습관병의 원흉이라고도 할 수 있는 내장지방은 포식의 시대와 현대의 생활 방식 혹은 생활습관이 낳은 부산물이라고 해도 과언이 아닐 것이다.

지금부터는 비만 · 내장지방과 생활습관의 관계를 설명해 나가도록 하겠다.

과음은 내장지방을 축적시킨다

기분 좋게 마실 수 있는 적정량과 비만 예방을 위한 적정량은 다르다

술은 몸속에서 에너지를 만들어내기 때문에 적정량을 마시면 비만이 되지는 않는다. 또 '술은 백약의 장'이라는 말이 있듯이, 적정량이라면 건강 유지에도 도움이 된다. 그러나 과음은 비만의 큰 원인이 된다. 아무리 술을 좋아해도 반주 정도로 그치고 술을 마신 후 3~4일 정도 절주하는 것이 바람직하다.

다만 의학적으로 말하면 건강을 유지하기 위한 술의 적정량과 내장지방을 예방·개선하기 위한 적정량은 다르므로 주의해야 한다. 예를 들어, 간장이 알코올을 처리할 수 있는 능력은 체중 1kg당 1시간에 100~200mg이라고 한다. 이것은 막걸리 1사발(200ml), 위스키 더블 한 잔, 와인글라스 두 잔, 소주 2.5잔 정도다. 그러나 맥주 한 잔은 에너지량이 143kcal이고 당질은 10.9g 정도이므로, 500cc를 마시면 그것만으로도 300kcal에 당질 27~28g 정도를 섭취하게 된다.

즉, 술을 마셔서 기분 좋게 취할 수 있는 양과 비만 예방의 적정량은 다르다는 말이다. 그러므로 자신의 하루 목표 섭취 에너지와 비교해서 자신의 음주량이 적정량인지 판단해야 한다.

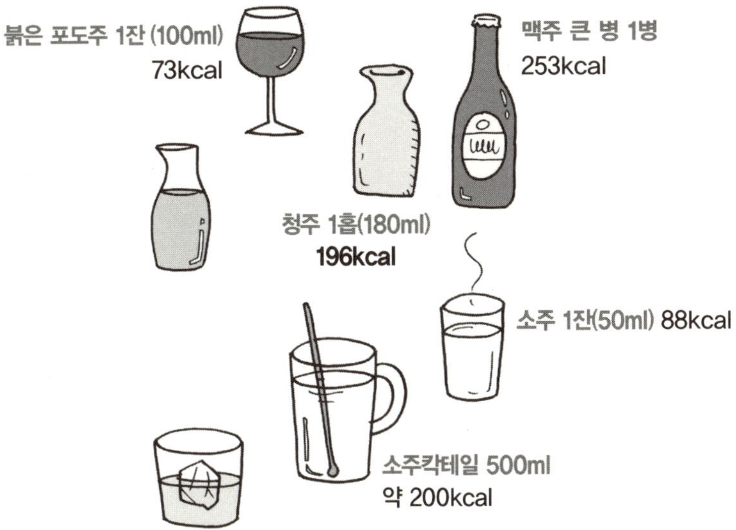

과음으로 지방간이 되면 내장지방도 쌓이기 쉽다

대한간호학회에 따르면 간세포 내 중성지방이 정상치 이상인 지방간 환자가 지난 20년간 3배 가량 증가하였다고 한다. 그 원인은 패스트푸드와 육식의 증가, 알코올의 과다 섭취 등이다. 지방간이 되면 간에 중성지방이 대량으로 축적되어 알코올 처리 능력이 떨어진다. 그렇게 되면 내장지방이 증가하기 쉬워질 뿐 아니라 간경변이나 간암 등 중대한 간질환으로 이어질 위험성이 크다.

술은 내장지방을 예방·개선하고 간장을 보호하기 위해서 절도 있게 소량 즐기는 방향으로 가는 것이 바람직하다.

과음, 이렇게 절주하자

최대한 즐겁게 천천히 마신다

술은 과음해서는 안 된다. 적당량을 즐기며 마셔야 한다……. 이런 것을 모르는 사람은 별로 없다. 그러나 딱 한 잔만 마시겠다며 시작했다가 자기도 모르게 밤새 술을 마시는 음주문화는 옛날부터 조금도 달라지지 않은 듯하다.

회사에 다니는 사람들은 거래처 접대나 회식 등 일과 관련해 술을 마실 기회가 많다. 한국이나 일본에서는 아직도 술자리를 통해 인간관계를 만드는 풍조가 뿌리 깊게 남아 있기 때문에 어느 정도는 어쩔 수 없는 측면도 있다. 그러나 내장지방의 예방과 개선을 진지하게 생각한다면 역시 술을 적정량 이내로 절제하는 것이 바람직하다. 일 때문에, 인간관계 때문에 어쩔 수 없다는 것은 결국 변명에 불과하다.

마음먹기에 따라, 마시는 방법에 따라 업무상 술자리라도 음주량을 적정량 이하로 조절하는 것이 절대 어렵지 않다. 가령 술을 주고받는 회식 자리에서는 술잔을 비우자마자 채워 주는 소주나 맥주는 피하는 편이 현명하다. 따라주는 대로 마시다가는 아무리 주의를 해도 음주량이 늘어날 뿐이다. 따라서 추천하는 술은 물로 희석해서 마실 수 있

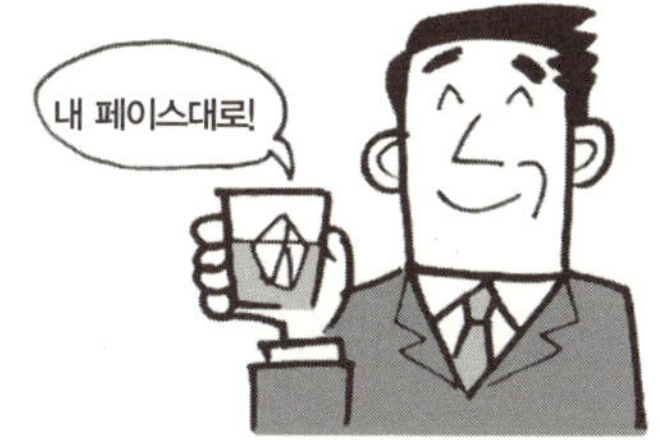

자신의 페이스를 유지한다

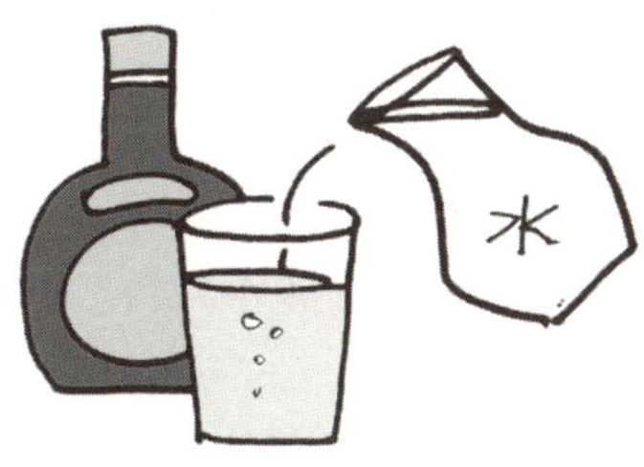

적정 알코올량을 의식하며
물을 많이 타서 마신다

안주를 균형 있게 먹는다

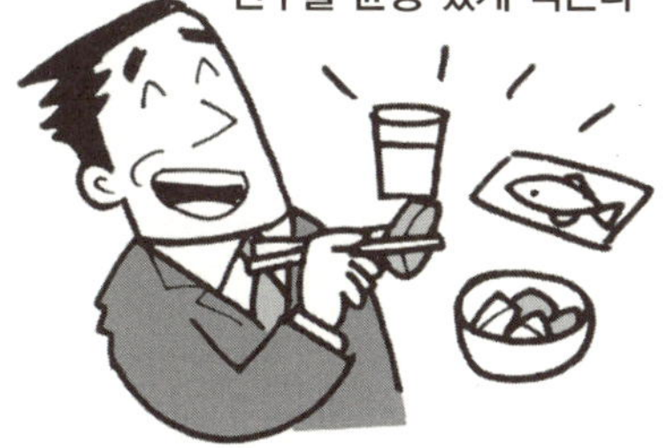

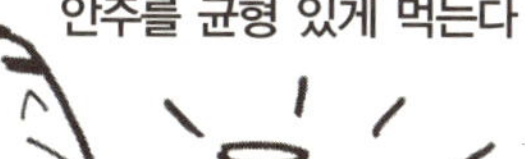

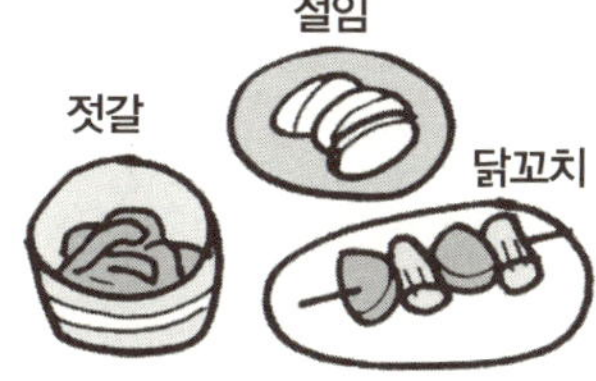

염분이 강한 안주는
과음의 원인이 되므로 주의!

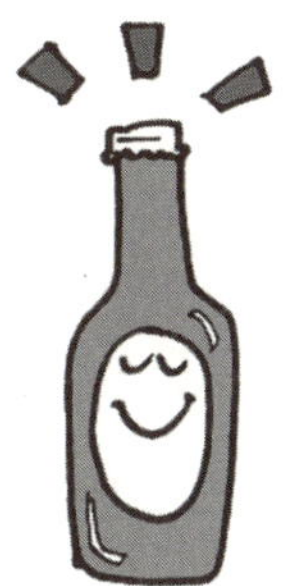

무알코올 음료를 활용한다.
다만 알코올이 제로는 아니므로 주의하자

는 위스키다. 물로 희석해 마시면 도중에 더 따라 주지도 않고 자신의 페이스대로 마실 수 있으므로 조절할 수 있다. 하지만 어떠한 술이라도 ① 빈속에 마시지 않고 ② 최대한 천천히 이야기를 많이 하면서 마시며 ③ 알코올이 희석되게 물을 많이 마신다면 과음을 피할 수 있을 것이다.

어쨌든 적정량을 의식하면서 소량으로 안주도 균형 있게 먹는 것이 중요하다.

알코올이 거의 들어 있지 않은 맥주 맛 음료를 이용한다

또 최근에는 무알코올 음료도 많이 판매되고 있다. '맥주 맛 음료'라고 부르는 것으로, 예전 제품과는 달리 원료가 되는 맥주 본래의 맛과 향기가 손상되지 않아 미각적인 면에서도 상당히 진화되었다. 술을 마시고 싶지 않을 때나, 맥주는 마시고 싶지만 알코올은 피하고 싶을 때는 이것을 이용하는 것도 하나의 방법이다.

다만, 무알코올이라고 광고해도 알코올이 완전히 제로인 것은 아니니 주의하자. 상품에 따라 알코올 함유량이 0.1~0.9%까지 상당히 큰 차이가 있다. 또 에너지량도 다르므로 상품 선택에 충분히 주의를 기울이기 바란다.

담배는 악성 콜레스테롤을 증가시킨다

담배는 중성지방의 근원이 되는 유리지방산을 증가시킨다

'백해무익' 이라고 하는 담배는 건강에는 물론 다이어트에도 악영향을 끼친다. 담배에 들어 있는 니코틴은 교감 신경을 자극하기 때문에 혈압과 심장 박동수를 높여 심장에 부담을 준다. 또 중성지방을 증가시키는 근원인 혈액 속 유리지방산을 늘리는 작용도 한다. 게다가 혈액 속에 있는 콜레스테롤의 산화를 촉진하고 죽상동맥경화를 진행시키며 저밀도 콜레스테롤을 증가시키고 고밀도 콜레스테롤을 감소시킨다는 사실도 알려졌다. 이러한 현상은 모두 동맥경화를 촉진하는 원인이 된다.

다이어트를 위해 담배를 피운다는 사람을 흔히 볼 수 있다. 이것은 너무나 터무니없는 말이다. 흡연은 결코 다이어트가 될 수 없으며, 오히려 건강에 독이 될 뿐이다. 만약 담배로 다이어트에 성공했다는 사람이 있다면 그건 아마 건강을 해친 탓에 몸무게를 잃은 것에 불과할 것이다. 반대로 흡연자 중에 내장지방형 비만이 많다는 데이터도 있으니 담배는 반드시 끊어야 하는 것이 분명한 사실이다.

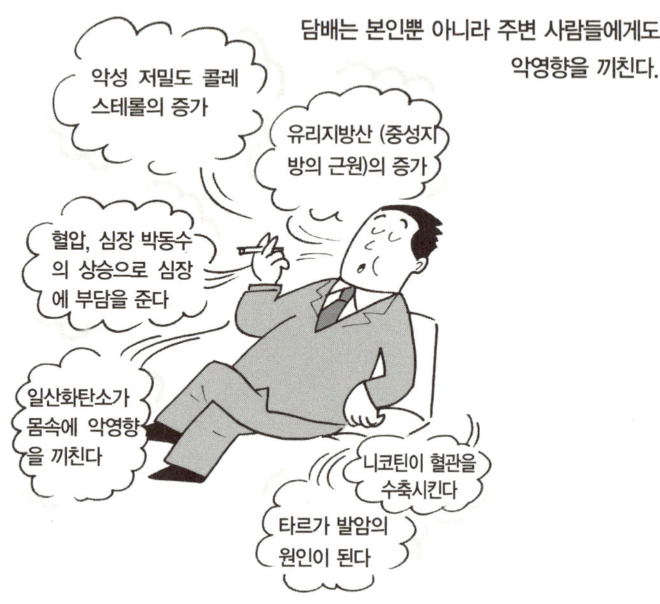

과학이나 심리를 이용해 누구나 금연할 수 있다

금연에 성공하려면 강한 의지가 필요한 것은 상식이다. 그러나 최근에는 의지의 힘보다 과학이나 인간의 행동심리를 바탕으로 금연하려는 움직임이 두드러지게 나타난다. 예를 들어, 금연하려는 사람들이 널리 사용하는 ‘니코틴 껌’은 담배 생각이 너무 간절해졌을 때 적당량 씹어 니코틴 금단 증세를 완화하면서 몸에서 서서히 니코틴을 빼도록 해 주는데, 이것을 이용하면 금연에 동반되는 고통도 줄기 때문에 부담 없이 금연을 시작할 수 있다. 그러나 니코틴 껌만으로 효과가 약할 때는 병원의 처방을 받거나 인터넷과 금연 모임 등에서 서로 격려하면서 금연을 시도하는 방법도 있다.

저녁형 생활이 비만인을 늘린다

우리 몸의 온도가 저체온이 계속 되어 비만이 쌓인다

"비만은 밤에 만들어진다."는 말이 있다. 야간에는 부교감 신경이 우위가 되기 때문에 맥박이 늦어지며 호흡수도 줄어든다. 또 내분비기관인 송과체에서 분비되는 멜라토닌이라는 잠을 유도하는 물질이 혈액 속에 증가해 몸은 이완 상태에 들어가며 체온도 점차 낮아진다. 이러한 인간의 생체 리듬을 거스르고 밤을 새우며 야식을 먹거나 술을 마시면 불필요한 에너지가 대사되지 않아 지방이 쌓이기 쉬워진다.

그 밖에 밤을 새우는 생활을 계속하면 몸이 눈을 뜨는 아침이 되어도 멜라토닌이 계속 증가해 오전 내내 저체온인 채 보낼 때가 많아진다. 그래도 일이나 공부는 해야 하기 때문에 시간대와 몸 사이에 괴리가 생겨버리며, 이것이 자기도 모르는 사이에 스트레스가 되어 비만에도 영향을 미치는 것으로 생각된다.

'저녁형 비만' 은 성인뿐 아니라 우리 모두의 문제!

저녁형 생활에 따른 비만은 성인뿐 아니라 현대인 전체의 문제다. 최근에는 놀랍게도 아기들조차 부모의 생활습관 영향을 받아 저녁형

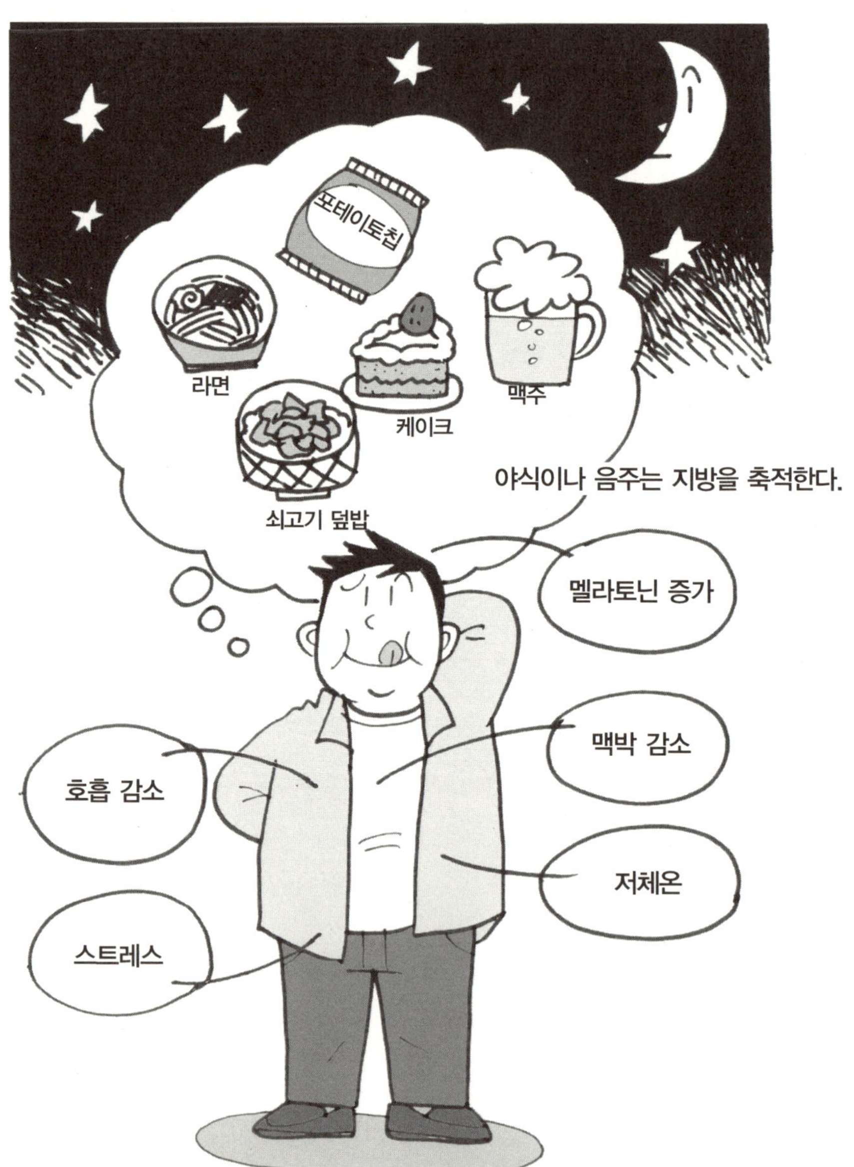

저녁형 생활을 계속하면 몸의 리듬이 흐트러져 에너지 대사의 저하를 초래하기 때문에 지방이 쌓이기 쉬워진다.

생활이 많아졌고, 그와 함께 비만 기미를 보이는 아기가 늘고 있다는 보고도 있다. 초·중학생도 마찬가지로 저체온인 채 아침도 먹지 않고 등교해 오전 내내 멍한 상태로 있는 아이가 많아져 교육 현장에서 문제가 되고 있을 정도다. 참고로, 일본 학교보건협회의 조사에 따르면 초등학교 3, 4학년의 취침 시각은 평균 오후 9시 44분, 고등학생은 심야 0시 10분이라고 한다.

현대인 중 비만 인구가 증가하는 데는 어릴 때부터 형성된 이와 같은 저녁형 습관이 성인이 되고 나서도 사라지지 않기 때문일지도 모른다. 예전 우리의 할아버지, 할머니처럼 일찍 자고 일찍 일어나는 생활을 실천하도록 노력하자.

수면 부족은 지방 축적의 원인

수면 부족이나 수면 과다가 비만을 증가 시킨다

앞에서 설명했듯이 밤을 새우는 생활을 하는 사람은 살이 찌기 쉽다. 이는 최근 '수면 부족은 식욕 자극 호르몬을 증가시키고 식욕 억제 호르몬을 감소시킨다.' 는 사실이 발견되면서 더 명백해졌다.

여기에서 두 가지 흥미 깊은 연구 결과를 소개하도록 하겠다. 첫째는 2004년에 미국의 시카고대학이 실시한 실험으로, 건강한 청년 남녀 약 30명의 수면 상태를 연구한 것이다. 그 실험에 따르면 하룻밤 수면 시간이 6시간 이하인 수면 부족자는 인슐린의 효과가 떨어져 포도당의 대사가 정상적으로 진행되지 않기 때문에 살이 찌기 쉬워진다고 한다. 이에 비해 7~8시간을 잔 사람의 인슐린은 정상적으로 작용해 비만에 대한 악영향이 발견되지 않았다고 한다. 또 수면 시간이 너무 길면 신경 중추가 오랫동안 억제 상태가 되기 때문에 각 기관의 활동이 나빠져 체중이 증가한다는 사실도 밝혀냈다.

6~7시간의 수면이 비만 방지

둘째는 역시 미국의 스탠퍼드 대학이 1,000명을 대상으로 진행한

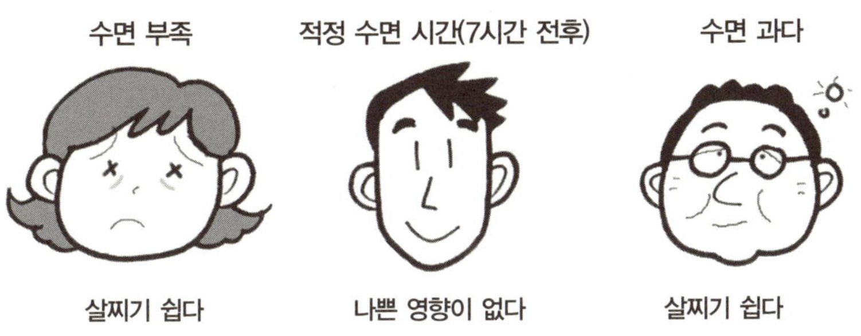

수면과 비만의 관계는 아직 거의 밝혀지지 않았지만, 미국 등의 최근 연구에 따르면 하루 수면 시간이 6~7시간인 사람이 가장 비만에 걸리지 않으며, 그 이상 길거나 짧으면 비만이 되는 경향이 있다고 한다. 여기에서도 규칙적인 생활습관의 중요성을 알 수 있다.

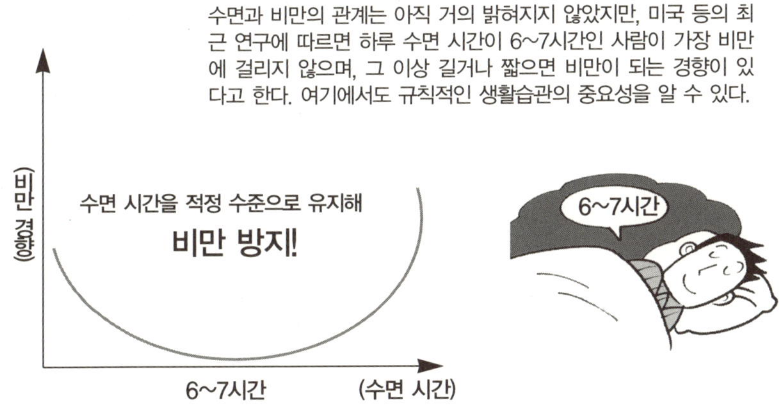

조사다(2004년 발표). 이 조사 결과를 보면 하루 5시간 잠을 잔 사람은 8시간을 잔 사람보다 혈액 속에 식욕을 높이는 그렐린이라는 물질이 14.9%나 많으며 식욕을 억제하는 렙틴의 양은 15.5%나 적다. 또 수면 시간이 8시간 미만인 사람(전체의 75%)은 수면 시간이 짧을수록 비만도가 높아진다는 사실이 밝혀졌다.

그렇다면 수면 시간이 길수록 비만을 방지할 수 있는 것일까? 오히려 8시간 이상 자는 사람도 비만이 되는 경향이 강하다고 한다. 즉 비만을 방지하려면 수면 시간을 적절히 유지해야 한다는 것이 과학적으로 증명되기 시작한 것이다.

바쁜 현대인은 수면을 충분히 취하기가 좀처럼 어려운 것이 현실이다. 그 때문에 휴일이 되면 10시간 이상 잠을 자는 사람도 많다. 수면 부족과 불규칙한 수면 시간은 몸과 마음의 이상으로 직결된다. 내장 지방을 퇴치하기 위해서라도 수면 시간을 7시간 전후로 확보해 생활 리듬을 흐트러뜨리지 않도록 하자.

스트레스성 비만의 메커니즘

스트레스를 받으면 지방을 분해하는 호르몬이 분비

스트레스를 받으면 자기도 모르게 과음을 하거나 과식을 하는 사람이 많다. 도대체 왜 그럴까? 그 이유는 스트레스를 받으면 교감 신경이 긴장해 부신피질 호르몬과 노르아드레날린, 아드레날린 같은 지방을 분해하는 호르몬이 활발하게 분비되기 때문이다. 지방이 분해되면 유리지방산이 계속 늘어나 공복감이 강해진다. 그 결과 폭식이나 폭음을 하고 마는 것이다.

반대로 스트레스로 식욕을 관장하는 자율 신경의 상태가 좋지 못해 살이 빠지는 경우도 있다. 이렇게 장기적인 식욕 부진을 느낄 때는 스트레스에 기인한 다른 병이 숨어 있을 가능성도 있으므로 충분히 주의해야 한다.

좀처럼 개선되지 않을 때는 병원을 찾아 의사의 진찰을 받아보기 바란다.

자신에게 맞는 스트레스 해소법으로 스트레스 사회를 극복한다

'스트레스 사회'라고 불리는 현대 사회에서 스트레스를 느끼지 않고 생활하기는 전혀 불가능하다. 스트레스가 쌓이면 먹어서 푸는 사

스트레스는 뇌의 시상하부와 뇌하수체 등을 자극해 각종 호르몬의 분비를 촉진한다. 특히 노르아드레날린 등이 증가하면 식욕중추를 자극해 비만의 위험성이 커진다.

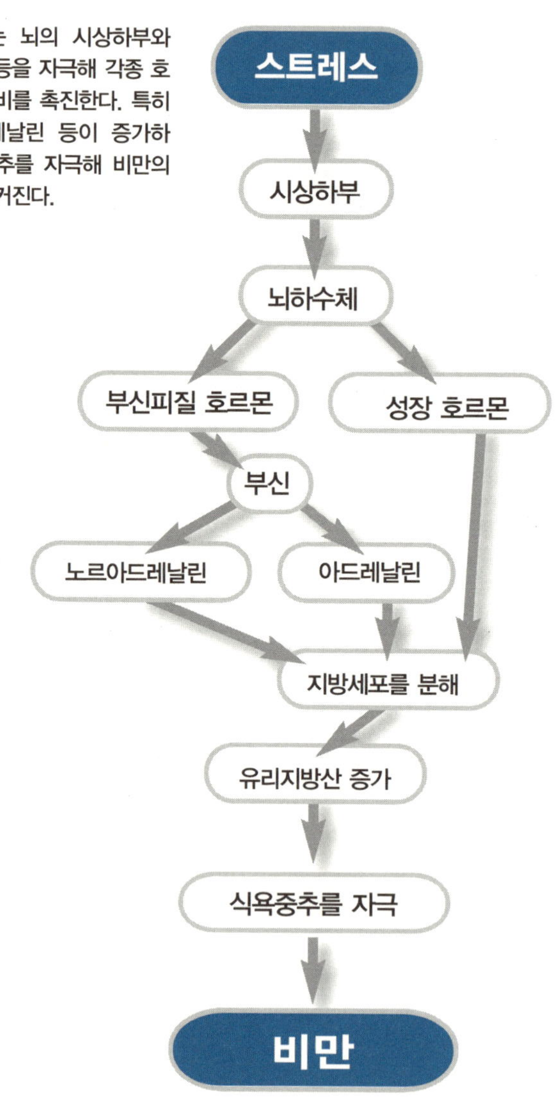

람도 많은데, 스트레스를 느낄 때마다 많이 먹거나 마신다면 비만과 직결되며 내장지방이 계속 쌓일 뿐이다.

스트레스와 식사 행동의 관계는 다음 페이지와 같다.

스트레스를 받으면 방어기제가 가동되는데, 그 해결법 중에 충분한 식사를 해서 체력을 키우고 정신을 강하게 한다는 원시적인 대응 방식이 있다.

그러므로 스트레스를 현명하고 건강하게 해소하는 것이 중요한데, 그러기 위해서는 좋아하는 취미를 가지거나 운동을 하거나 마음이 맞는 친구와 대화를 즐기는 등 자신에게 맞는 다양한 방법을 찾아 실천하려는 노력이 필요하다.

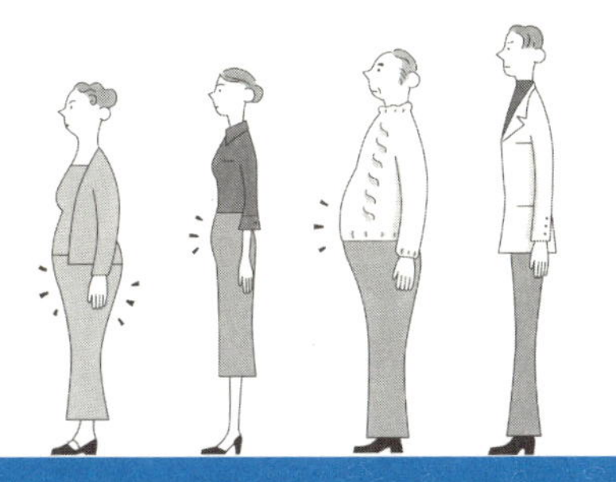